Marcela Resende

Estresse, cortisol e doença periodontal

AF153831

Marcela Resende

Estresse, cortisol e doença periodontal

Em amostra de alunos de escola pública e particular

Novas Edições Acadêmicas

Impressum / Impressão
Bibliografische Information der Deutschen Nationalbibliothek: Die Deutsche Nationalbibliothek verzeichnet diese Publikation in der Deutschen Nationalbibliografie; detaillierte bibliografische Daten sind im Internet über http://dnb.d-nb.de abrufbar.

Informação biográfica publicada por Deutsche Nationalbibliothek: Nationalbibliothek numera essa publicação em Deutsche Nationalbibliografie; dados biográficos detalhados estão disponíveis na Internet: http://dnb.d-nb.de.

Coverbild / Imagem da capa: www.ingimage.com

Verlag / Editora:
Novas Edições Acadêmicas
ist ein Imprint der / é uma marca de
OmniScriptum GmbH & Co. KG
Heinrich-Böcking-Str. 6-8, 66121 Saarbrücken, Deutschland / Niemcy
Email / Correio eletrônico: info@nea-edicoes.com

Herstellung: siehe letzte Seite /
Publicado: veja a última página
ISBN: 978-3-639-61091-8

DEDICO À MEU FILHO ESPERADO GABRIEL, MINHA FAMÍLIA E À MEU ESPOSO RAFAEL, QUE SEMPRE ME APOIARAM E DERAM FORÇA PARA A CONCLUSÃO DESTE TRABALHO.

AGRADECIMENTOS

Agradeço a todos os professores do Mestrado em Periodontia da São Leopoldo Mandic Fábio, Álvaro e Eduardo e Rafaela que sempre estiveram dispostos a ajudar e a passar conhecimentos na clínica.

Agradeço em especial ao Prof. Dr. Eduardo Saba-Chujfi toda a disposição em repassar os aprendizados com tamanha paciência e disposição e sempre pronto a passar uma palavra de experiência de vida.

Agradeço ao professor Dr. Silvio Antonio dos Santos Pereira que sempre esteve ao lado para discutir e orientar sobre este trabalho.

Aos pacientes da São Leopoldo Mandic que serviram para o desenvolvimento técnico e humano para nosso aprendizado.

A todas as funcionárias da faculdade de deram condições de trabalho para a realização deste mestrado.

A minhas companheiras de curso Denise e Silmara que nos momentos de saudade da família, sempre tinham uma conversa amiga que nos faziam rir e esquecer os problemas.

A todos os voluntários que se dispuseram a participar de toda a pesquisa, meu muito obrigado.

Agradeço a todos que direta ou indiretamente me apoiaram e contribuíram para a conclusão deste trabalho.

RESUMO

O objetivo principal deste estudo foi avaliar o estresse psicológico por meio de questionário da escala de estresse percebido (PSS), quantificar o nível de cortisol salivar e estimar a presença e gravidade da doença periodontal em alunos do terceiro ano do ensino médio de escolas particulares e publicas em Catalão-GO-Brasil. Quarenta alunos de escola particular e quarenta de escolas públicas responderam a um questionário de estresse composto de 14 perguntas (Cohen 1983), foram colhidas amostras de saliva para medição do cortisol e realizado exame periodontal através de sondagem periodontal, no total de oitenta estudantes participantes. Em relação aos alunos de escola pública e particular, o nível de cortisol apresentou diferença significativa ($p < 0,0001$) sendo superior nas escolas públicas 13,4 ± 8,3 do que nas escolas particulares 7,3 ± 5,7. No exame periodontal,a profundidade de sondagem, a perda de inserção e índice de sangramento, também apresentaram diferença significativa entre as escolas ($p < 0,05$) sendo em média, superiores na escola pública do que na particular, exceto no que diz respeito a perda de inserção. Em relação ao índice da escala de estresse percebido não houve diferença estatística entre as escolas, mas a média do estresse foi considerada elevada ($p < 0,05$) em relação aos valores observados na literatura.

Palavras-chave: Cortisol salivar. Estresse. Doença periodontal. Estudantes.

ABSTRACT

The aims of this study were to identity the perceived sources of stress using a questionnaire of the Perceived Stress Scale (PSS), measure the level of salivary cortisol and estimate the presence and gravity of periodontal disease in third year of High School of private school and public school in Catalão-GO-Brazil. Forty students of public school and forty students of private school were administered a questionnaire of perceived stress scale (PSS) including 14 questions about life (Cohen 1983) ; salivary cortisol were assessed and clinical examination was performed to investigate periodontal status; totality of eighty voluntaries. In relation between public school students and particular school students, the score of salivary cortisol presented significantly different ($p < 0,0001$) being superior in public school students 13,4 (8,3) in correlation of particular school students 7,3 (5,7). Periodontal pocket depth, periodontal attachment loss and index bleeding too presented significantly different between the schools students ($p < 0,05$) being in media higher in public school students than particular school students, exception in periodontal attachment loss. No statistic difference in perceived sources of stress between the students of the schools, but the media of stress was considerate elevate ($p<0,05$) in comparison of the values observed in literature.

Keywords: Salivary cortisol. Stress. Periodontal disease. Students.

LISTA DE ILUSTRAÇÕES

LISTA DE ABREVIATURAS E SIGLAS

SNC   - Sistema Nervoso Central

HHA   - Hipotálamo- Hipófise-Adrenal

I-L   - Interleucina

TGF-B   - fator de transformação de crescimento beta

ACTH   - hormônio adrenocorticotrófico

CRH   - hormônio liberador de corticotrofina

AVP   - arginina vasopressina

GCs   - glicocorticóides

DHEA   - dehidroepiandrosterona

DP   - doença periodontal

nmol/l   - nanomol por litro

n   - nanomol

IL-6   - interleucina 6

mm   - milímetros

min   - minutos

ELISA - teste imunoenzimático para detecção de anticorpos no plasma

IGA   - imunoglobulina A

SUMÁRIO

11

1 INTRODUÇÃO

A doença periodontal (DP) é multifatorial, sendo o biofilme seu fator iniciador (Kornman et al., 1997). A progressão das periodontites pode ser determinada por fatores de risco ligados à resposta do hospedeiro, sendo que estilo de vida e exposição ambiental podem influenciar o estabelecimento de micro-organismos no biofilme, incluindo fumo, idade, dieta, uso de medicamentos, deficiência leucocitária, síndrome da imunodeficiência adquirida, hormônios sexuais e diabetes (Genco, 1992; Hugoson et al., 2002).

A doença periodontal crônica pode alterar o sistema nervoso central (SNC) e o eixo hipotálomo-pituitário-adrenal (HPA), devido ao aumento dos níveis de catecolaminas, neuropeptídeos e hormônios, como os glicocorticóides (cortisol) (Oppermann et al., 2002).

A relação entre periodontite e estresse psicológico foi proposta por muitos pesquisadores em estudos anteriores (Salute et al., 2005, Arantes et al., 2008). Embora, associações entre periodontite e biomarcadores de estresse junto com mecanismo psico-neuro-imunológico são pobremente entendidos, devido a informações limitadas. Em estudos recentes sugerem que níveis de cortisol salivar estão associados com extensas e severas periodontites.

Pacientes submetidos à situação de estresse sistêmico, o cortisol apresenta-se como modulador do sistema imune e possui importante papel na regulação do processo inflamatório. É um potente agente anti-inflamatório, diminuindo o acúmulo de células inflamatórias no sítio do processo inflamatório, inibindo a liberação de citocinas pró-inflamatórias, como a IL-6, e aumentando a concentração de citocinas anti-inflamatórias, como a IL-10 e TGF-B (Marik, Zaloga, 2002).

A dosagem do cortisol salivar é um excelente indicador da concentração plasmática do cortisol livre. Além de não se alterar com flutuações nos níveis das proteínas que se ligam ao cortisol, as amostras podem ser obtidas várias vezes ao dia, de maneira fácil, rápida e não invasiva (Raff,2000). Tecnicamente, a dosagem do cortisol salivar é um método padronizado, bem estabelecido e rotineiro em grandes laboratórios.

O cortisol é o hormônio esteróide mais potente produzido pela glândula adrenal. É sintetizado a partir do colesterol e sua secreção está sob o controle do eixo hipotálamo-hipófise-adrenal, sendo regulado pelo hormônio adrenocorticotrófico, o ACTH, produzido pela hipófise, que por sua vez, sofre influência de outro peptídeo, o CRH ou hormônio liberador de corticotrofina, produzido pelo hipotálamo (Aron et al., 2004).

O estímulo para a liberação de CRH e ACTH pelo sistema nervoso central é episódico e rítmico, encontrando-se sincronizado com o sistema sono-vigília, o ritmo cicardiano. A produção de cortisol inicia-se, geralmente, com seis a oito horas de sono, com pico entre as oito e dez da manhã, quando a demanda por glicocorticóides é maior. Durante o dia, a concentração diminui gradativamente, havendo cada vez menos picos secretórios, podendo atingir níveis indetectáveis durante as primeiras horas de sono (Aron et al., 2004).

Muitos estudos vêm demonstrando que indivíduos com quadros depressivos ou quando submetidos a emoções estressantes podem apresentar respostas celulares e glandulares imunológicas alteradas, levando a maior susceptibilidade a câncer, doenças autoimunes, alergias e infecções como pneumonia bacteriana, faringites e, como iremos enfatizar neste estudo, especificamente, as doenças periodontais (Nunes et al., 1998; Leonard, Song, 1999).

Aumento de fatores de estresse psicológico, e aumento de níveis de estresse permanentes podem causar mudanças orgânicas patológicas, alterações psicológicas como também doenças psicosomáticas (Buddeberg et al., 1998), além de liberar metabólitos típicos do estresse , enzimas características e hormônios.

O termo estresse foi introduzido na medicina para descrever uma força aplicada contra a resistência do corpo. Verificou-se que qualquer mudança no ambiente interno ou externo que desfaça ou ameace quebrar o equilíbrio (homeostasia) leva a uma série de reações coordenadas do organismo, chamada resposta ao estresse (Genco,1999). Os estudos pioneiros de Seyle, em animais, demonstraram que, após o estresse, ocorreram alterações nos órgãos e nas células imunes, atrofia do timo e de outras estruturas linfáticas, linfocitopenia e maior suscetibilidade a infecções (Selye, 1956).

Segundo Biondi (2001), existe uma grande variabilidade interindividual quanto às alterações imunes geradas durante período de estresse. De maneira geral, o estresse agudo está associado com uma ativação transitória de alguns componentes imunológicos, enquanto o estresse crônico esta associado com diminuição da capacidade imunológica e depressão.

De acordo com a Academia Americana de Periodontia (AAP), a Periodontite Crônica (localizada ou generalizada) apresenta características clínicas definidas: inflamação gengival, sangramento à sondagem na área de bolsa gengival, diminuição de resistência dos tecidos à sondagem, perda de inserção, osso alveolar e presença de irritantes locais associados à progressão da doença (biofilme, próteses e/ou restaurações inadequadas e presença de cavidades).

Assim, o objetivo desta pesquisa foi avaliar o nível de cortisol salivar, estresse e doença periodontal em estudantes que estejam cursando o terceiro ano do ensino médio em período pré-vestibular, sendo que os estudantes serão divididos entre escolas particulares e escolas públicas, no intuito de avaliar se o meio social também alteraria o resultado da pesquisa.

2 REVISÃO DA LITERATURA

O mercado de trabalho, a cada dia se torna mais exigente em relação à qualificação de mão-de-obra e profissionais cada vez mais atualizados em sua área de atuação. Por esta razão, desde o ensino médio, principalmente os alunos do terceiro ano, que estão se preparando para o exame de seleção para o ingresso na Universidade, conhecido no Brasil como vestibular; já são submetidos à forte pressão, ansiedade e estresse para passarem no vestibular e conseguirem uma formação de curso superior (Garcia et al.,2005).

Acredita-se que os estudantes enfrentem um período de grande ansiedade durante a realização dos testes de admissão para essas universidades. Tal fato foi colocado em pauta devido à existência de alguns estudos, como o realizado por Spangler (1997), cujos resultados demonstraram que os exames, em geral, promovem reações relacionadas ao estresse na maioria dos estudantes.

O estresse no exame de admissão para uma universidade pode ser influenciado, entre outros fatores, pela ansiedade de se encontrar questões difíceis, falta de segurança em relação ao que foi estudado e incerteza em relação à escolha profissional.

Em estudantes, o estresse, em geral, pode causar dificuldades de aprendizagem e alteração da memória, aumentando o tempo de permanência na escola, alterando o desempenho e aumentando a susceptibilidade a patologias, levando à frustração e ao desamparo e dando origem a inúmeros problemas psiquiátricos (Chrousos, Gold, 1992). Questionamentos sobre o fato de não serem integrantes da população economicamente ativa, uma gama variada de incertezas, principalmente quanto ao futuro profissional, alimentam o estresse nessa faixa da população. Rozlog et al. (1999) realizaram um levantamento bibliográfico de 57 artigos científicos e puderam concluir que o estresse desregula a resposta dos mecanismos inflamatórios e do sistema imune; pode alterar o curso da cicatrização dos tecidos e afetar no desenvolvimento de doenças orais como a periodontite.

Entende-se por o estresse como uma constelação de eventos que, iniciado com estímulo, precipita uma reação no cérebro que vai uma resposta fisiológica no organismo. As consequências dessa resposta são, geralmente, adaptativas e cessam após algum tempo, embora possam tornar-se prejudiciais quando o estresse é crônico ou de longa duração (Dhabha, McEwe, 1997).

O modo como as pessoas convivem com os estressores influencia o grau de estresse, havendo, de acordo com Lazarus & Folkman (1984), duas formas de reagir. Um grupo enfrenta a situação de estresse e tenta alterá-la para uma mais favorável sob o ponto de vista pessoal e outro dá atenção somente aos componentes não estressores, ignorando os estressores. Assim sendo, os efeitos do estresse sobre cada indivíduo podem ser diferentes, conforme cada um encara as dificuldades.

Nardi (1998) afirmou que a ansiedade possui seu lado positivo, pois é um sinal de alerta, que permite ao individuo ficar atento a um perigo iminente e tomar as medidas necessárias para lidar com uma ameaça. Assim sendo, é uma emoção útil. Afinal, sem ela estaríamos vulneráveis aos perigos e ao desconhecido. É algo que está presente no desenvolvimento humano normal, nas mudanças e nas experiências inéditas.

A ansiedade é capaz de desencadear reações orgânicas que preparam o indivíduo para a manutenção e preservação de seu meio e vida, no entanto, quando presente em níveis elevados, compromete o desempenho da pessoa, fazendo com que este apresente comportamento inadequado para a situação vivenciada, caracterizando um quadro patológico (Bernik, Corregiari, 2002).

Conforme apresentado por Wyngaarden & Smith (2001), a ansiedade é o sintoma psiquiátrico mais onipresente. E acompanha, no mínimo, alguns aspectos da maioria das vidas normais e pode ser um estímulo eficaz para a melhora do desempenho, sendo que a curva de desempenho segue a forma de um "U" invertido, onde uma pequena ansiedade pode melhorar o desempenho, ficando o mesmo constante quando a ansiedade aumenta e, por fim, a ansiedade excessiva causa diminuição na capacidade de funcionar do organismo como um todo.

A ansiedade apresenta-se sobre várias facetas, indo de "normal" à parte de transtornos psiquiátricos, ou ser parte de diferentes quadros nosológicos. Pode ser branda ou intensa, breve ou prolongada levando a danos sociais, de percepção e aprendizagem. É considerada doença quando ultrapassa aspectos adaptativos, dificultando o desempenho de funções e se apresenta sob forma de queixa, com sinais e sintomas restringindo o repertório funcional. Nesse contexto, encontram-se os seguintes transtornos da ansiedade: pânico, fobias, transtorno obsessivo-compulsivo, ansiedade generalizada e outros (Dratcu, Lader, 1993).

A vida existe mantendo um equilíbrio ou homeostase dinâmica complexa que é desafiada constantemente por forças adversas intrínsecas ou extrínsecas conhecidas como agentes estressores (Chrousos, Gold, 1992).

Sob circunstâncias favoráveis, os indivíduos são expostos a situações agradáveis que realçam seu crescimento e desenvolvimento emocional e intelectual, tal como a alimentação, o estudo e o sexo; contrariamente, a ativação da resposta do estresse durante as situações ameaçadoras que vão além do controle do indivíduo, podem estar associadas com a disforia e eventualmente a doença emocional ou somática (Chrousos, Gold, 1992; Tsigos, Chrousos, 1994).

Quando uma pessoa é confrontada com o estresse excessivo, seja físico ou emocional, as respostas adaptativas alcançam uma natureza não-específica. As respostas adaptativas têm certa especificidade para o agente estressor que as gera, e diminuem progressivamente enquanto a gravidade do agente estressor aumenta (Chrousos, Gold, 1992).

As funções do organismo são reguladas por dois grandes sistemas de controle, o sistema nervoso e o sistema endócrino. A ativação do sistema nervoso autônomo ocorre segundos depois de percebido o agente estressor, resultando em aumentos na secreção de epinefrina proveniente da medula adrenal e de norepinefrina proveniente dos neurônios do sistema nervoso autônomo central e periférico. A ativação do sistema endócrino é dada através do eixo de HPA (hipotálamo-pituitária-adrenal) e ocorre mais lentamente ao cabo de minutos ou horas, com aumentos na liberação do hormônio liberador de corticotrofina (CRH) do hipotálamo (Guyton, 1992; King, Hegadoren, 2002).

A literatura tem apresentado uma série de trabalhos que se propõem a investigar o impacto de agentes estressores no periodonto, enfocando, principalmente a prevalência e a gravidade das periodontites (Vetorre et al., 2003; Dolic et al., 2005).

Estudos têm mostrado que o estresse emocional pode também influenciar na ativação do sistema imune e na produção de IgA (McClelland et al., 1985). A resposta imunológica dos tecidos gengivais frente ao ataque de bactérias e/ou produtos bacterianos causam destruição do tecido local, provavelmente mediada através de citocinas liberadas pela ação das células imunológicas (Birkedal-Hassen et al., 1993). Estas citocinas podem estimular células do tecido a produzirem enzimas proteolíticas, também chamadas de matrix-metallo-proteinases (MMPs), as quais degradam os componentes dos tecidos. MMPs são da família das endopeptidases zinco-dependentes, como as colagenases, que são produzidas por uma serie de tipos celulares, e a liberação delas é fortemente regulada por citocinas e fatores de crescimento. MMPs coletivamente limpam a maioria dos constituintes da matriz extracelular. Fibroblastos, os quais sob condições normais são remodeladores gengivais e de tecidos periodontais, podem em inflamações serem ativados na destruição tecidual que eles construíram. Reabsorção óssea aparenta ser estimulada por processos semelhantes (Birkedal-Hansen et al., 1993).

A doença periodontal é uma condição de inflamação patológica destrutiva que afeta as estruturas de suporte dos dentes. Ela é caracterizada por um aumento de micro-organismos patógenos (patógenos periodontais) no biofilme subgengival, causando destruição das fibras periodontais e perda óssea alveolar. Em casos mais graves, a doença pode formar bolsas periodontais, aumento da mobilidade dentária e perda do dente (Page, 2002).

Kiecolt-Glaser et al. (1998) conduziram uma série de estudos para determinar os efeitos do estresse acadêmico na cavidade oral. Em um dos estudos, estudantes de medicina foram submetidos a uma biópsia infiltrativa na mucosa palatina com um bisturi circular durante um período estressante (período de exames) e uma outra biópsia na mesma área durante período de férias. Três dias antes do exame final, foram feitas avaliações a respeito da cicatrização, e as mesmas feridas cicatrizaram 40 % mais lentamente do que as mesmas, durante o período de férias.

A resposta fisiológica ao estresse resulta na liberação de neurotransmissores e hormônios que servem como mensageiros do cérebro para o corpo. Algumas mudanças fisiológicas decorem da ativação do eixo simpático do Sistema Nervoso Autônomo (SNA), enquanto outras, da ativação do eixo Hipotálamo-Hipofise-Adrenal (HHA) (Dhabhar, McEwen, 2001).

Segundo Blalock (1994), a ativação do sistema simpático resulta na liberação de catecolaminas como a epinefrina e norepinefrina, na corrente sanguínea, enquanto o eixo HHA leva a produção e liberação de glicocorticóides pelo córtex da glândula adrenal. Ambos os processos tem consequências na modulação do sistema imune.

Os glicocorticóides, principalmente o cortisol, desencadeiam uma série de efeitos metabólicos que visam aliviar a natureza nociva do estado de estresse. Estas alterações são fundamentais para o sucesso do processo adaptativo uma vez que aumentam a disponibilidade de energia e o metabolismo de suporte, além de adiarem o anabolismo, energeticamente dispendioso, até períodos menos estressantes.

Ao aumentar a concentração plasmática de cortisol, ocorre retroalimentação negativa direta sobre o hipotálamo e a glândula hipófise anterior, diminuindo a secreção de CRH e de ACTH, com o objetivo de diminuir a concentração plasmática de cortisol até concentrações fisiológicas (Calogero et al., 1990; Fuller, 1996).

O sistema nervoso simpático (SNS) esta ativado em situações de medo e de raiva, ou em outros estados de estresse agudo, como em situações ameaçadoras. A ativação do SNS e acompanhada pela liberação de epinefrina, norepinefrina e outras catecolaminas, na corrente sanguínea, o que vai provocar o aumento da atividade cardíaca, enviando mais sangue para o cérebro e músculos; constrição dos vasos periféricos; diminuição do tempo de coagulação, o que torna

21

menos provável a ocorrência de hemorragias graves; aumento da respiração, para proporcionar mais oxigenação nos tecidos; diminuição do fluxo salivar e mucoso, aumentando a passagem de ar para os pulmões; maior transpiração, para resfriar o corpo; e aumento no numero de glóbulos brancos, pela saída dos leucócitos dos órgãos linfóides de armazenamento-medula óssea, baço, timo e linfonodos (Ader et al., 1995; Ader et al.,2001).

Chrousos & Gold (1992) relataram que a ativação crônica da resposta de estresse pode levar a inúmeras patologias devido ao tempo prolongado de secreção do CRH e, consequentemente, de glicocorticóides. Por esta razão, tão importante quanto iniciar a reação de estresse, é finalizá-la. Este papel é desempenhado pelo mecanismo de retroalimentação negativa do cortisol sobre o hipotálamo e a hipófise anterior, diminuindo a secreção de CRH, e de ACTH (Tsigos, Chrousos, 2002).

Embora a ativação do cortisol em resposta ao estresse seja protetora em um curto período, a ativação crônica ou extrema pode ter consequências negativas em longo prazo (Southwick et al., 1998; Sapolsky, 2000; Marti et al., 2001; Heim et al., 2001). A ativação crônica ou extrema pode levar a mudanças na atividade do eixo HPA, evidenciadas por níveis anormais de cortisol, aumentando o risco de desenvolver problemas de saúde. A normalização dos níveis de cortisol na resposta aguda depois de terminado o acontecimento estressor, protege contra os efeitos prejudiciais dos glicocorticóides sobre os neurônios do hipocampo, na função imune e na saúde mental. O hipocampo, que é importante para a memória e a cognição, é a região do cérebro com o maior número de receptores de glicocorticóides e assim, ambos são locais importantes de realimentação dos glicocorticóides e vulneráveis a neurotoxicidade mediada pelos mesmos (Sapolsky et al., 1987; Lupien et al., 1998; Mcewen, 1999; Boyer, 2000).

Segundo Ader et al. (1995), indivíduos em condições de estresse que levam à ativação do eixo HHA resulta na produção de hormônio liberador de corticotrofina (CRH) e de arginina vasopressina (AVP) pelo hipotálamo. Esses hormônios vão estimular a hipófise a produzir o hormônio adrenocorticotrófico (ACTH) que, por sua vez, vai agir sobre o córtex da glândula adrenal, responsável pela produção de glicocorticóides (GCs), dos quais o cortisol é secretado em humanos. A ativação do eixo HHA induz ao decréscimo do número de leucócitos circulantes; isto ocorre na reposta tardia ao estresse ou durante um período de estresse severo (Kahn et al., 1988; King et al., 2000).

As diferenças fisiológicas existentes de acordo com o gênero promoveram a busca por respostas relacionadas aos estressores. Kirschbaum et al. (1993) relatam em seus estudos que as respostas do eixo HHA tendem a ser menores em mulheres no período reprodutivo, quando comparadas a homens da mesma faixa etária. No entanto, as diferenças sexuais são muito pequenas, ou quase inexistentes, quando se comparam mulheres antes da puberdade e após a menopausa,e homens.

A libertação de cortisol salivar apresenta um ritmo diurno bem definido. Apesar de dependente do ACTH, a libertação tem o pico aproximadamente às 8 da manhã e o ponto mais baixo por volta da meia-noite. Contudo, devido à sua libertação em rajadas, uma medição durante um período de 24 horas pode revelar 15 ou mais rajadas de cortisol, sendo as principais no início da manhã. Este padrão poderá estar associado com os horários de alimentação, já que as funções essenciais do cortisol incluem a manutenção da produção de glicose, bem como a facilitação do metabolismo lipídico. Outras funções incluem ações anti-inflamatórias e regulação imunológica, renal e muscular. O cortisol parece também interagir com outros hormônios (p. ex.: glucagon) e com a excitação do Sistema Nervoso Simpático (SNS) através da síntese de Epinefrina (E) (Cohen et al., 1997).

No entanto, o ritmo circadiano pode ser perturbado por influências psico-sociais, tais como baixo estatuto sócio-econômico (Steptoe et al., 2003), ambiente familiar e/ou de trabalho estressante (Adam, Gunnar, 2001) ou estresse crônico (McEwen, 1998). A desregulação do cortisol também tem sido proposta como possível contribuinte para a morbilidade, gravidade e mortalidade do processo de doença (McEwen, 1998). Inclusive, um estudo-piloto avança com a conclusão de que esta desregulação está associada à progressão do cancro da mama (Sephaton et al., 2000).

Uma das consequências habituais da resposta de estresse é a da redução do fluxo salivar, o que poderia provocar uma alteração das concentrações das substâncias presentes. Contudo, o cortisol possui pequenas dimensões e é altamente liposolúvel, podendo difundir-se através das membranas celulares até à saliva. Consequentemente, o fluxo salivar tem pouca ou nenhuma influência sobre os níveis médios do cortisol (Vining, McGinley, 1984; Kirschbaum, Hellhammer, 1989).

A maioria dos métodos imunoensaio utilizados na determinação do cortisol no plasma detecta o cortisol total (ligado e livre), enquanto que na saliva quantifica somente a fração livre, que é a parte biologicamente ativa. Outra vantagem de medir o cortisol através da saliva, é que a amostra de saliva é bastante estável, a coleta pode ser feita em ambiente não laboratorial (Castro, Moreira, 2003). Para os profissionais de saúde diminui o risco de exposição ao HIV ou hepatite e para os pacientes, diminui o desconforto e simplifica a coleta de amostras em serie para o monitoramento do estado de saúde ou doença (Lawrence, 2002).

Dois ensaios são mais utilizados para mensuração do cortisol salivar, o radioimunoensansio e enzimaimunoensaio. Gozanski et al. (2005) compararam estes dois ensaios e encontraram uma boa correlação entre eles, com a vantagem do enzimaimunoensaio não necessitar de elementos radioativos, levar menor tempo de processamento e ser mais barato.

Alguns cuidados devem ser tomados na coleta e armazenamento das amostras de saliva. Gröschl et al. (2001) estudaram o nível desses esteróides em 15 voluntários adultos saudáveis. Foram avaliadas a influência da higiene dental, da ingestão de alimentos (fatia de limão, copo de leite, fatia de pão) e do armazenamento de das amostras. Não houve influência negativa na higiene dental ou da ingestão de alimentos, exceto para a progesterona após o consumo de uma fatia de limão. A amostra obtida não deve ser deixada na temperatura ambiente ou no refrigerador, deve ser congelado o mais rápido possível, evitando assim a decomposição do cortisol por enzimas e bactérias. Repetidos descongelamentos e recongelamentos das amostrar diminuem os níveis de cortisol pela adesão das moléculas à superfície do tubo continente.

A variação de temperatura e os espaços de tempo decorrido entre a coleta e centrifugação não produziram diferenças significantes nos valores de cortisol, demonstrando a estabilidade do mesmo (Baum, Grunberg, 1997).

Em uma revisão de Weibel (2003), os cuidados metodológicos ao se utilizar o cortisol salivar como marcador biológico de alterações do eixo HHA foram divididos em individuais e comportamentais. Os fatores individuais são: o ritmo circadiano, a idade, o gênero, o estado hormonal e o peso. Estes são mais difíceis de serem controlados. Para diminuir o efeito do ritmo circadiano e poder comparar os resultados, é necessário determinar o horário de coleta da amostra. Os níveis de cortisol costumam aumentar e a resposta ao estresse diminuir com o aumento da idade. O efeito do gênero sobre o cortisol produziu efeitos inconclusivos. Em relação ao estado hormonal, principalmente em mulheres, o uso de contraceptivos orais e a gravidez aumentam o nível de cortisol, mas também há um aumento das proteínas ligadoras, que minimizam este efeito. O sobrepeso pode acarretar hiperativação do eixo hipotálamo - hipófise - adrenal. Já os fatores comportamentais são mais fáceis de serem controlados e inclui o uso de tabaco, ingestão de alimentos e postura. O tabaco provoca um pico de 2 a 5 vezes o valor basal do cortisol salivar. A ingestão de proteínas durante as refeições também leva a um aumento no nível do hormônio. Se o paciente ficar de pé por mais de 20 minutos, observa-se uma hipersecreção transitória, sendo que não há diferença se o paciente está sentado ou deitado.

Têm sido demonstrados que o cortisol salivar aumenta com a exposição a estressores físicos e psicológicos (Stahl, Dorner, 1982; Basset-Seguin, Guilhou, 1987). Foi observado um aumento no cortisol salivar, em sujeitos a quem foi pedido para discursarem durante 15 minutos, perante uma audiência. Uma vez que a colheita de saliva não é tão reativa quanto à plasmática, Lehnert et al. (1989) conseguiram colher amostras pré-discurso e encontrou níveis de cortisol mais elevados depois do período de preparação e antes do discurso propriamente dito. Deste modo, estas conclusões relevam a utilidade de uma medida menos reativa (cortisol salivar) versus uma mais reativa (plasmático).

O cortisol estimula o sistema imune frente a reações alérgicas e inflamatórias em níveis normais, mas pode suprimir o sistema imune em níveis excessivos ou quando prescrito terapeuticamente em forma de droga sintética. O hipercortisolismo pode estar associado a doenças caracterizadas por imunossupressão, e pode aumentar a susceptibilidade de desenvolver doenças inflamatórias crônicas, doenças autoimunes e outras doenças caracterizadas por inflamação (Vanderhaeghe, 2001).

O cortisol possui uma ação permissiva, isto é, a sua presença é necessária para que a ação de outros hormônios ocorra. Sua ação é predominantemente catabólica, através da mobilização de aminoácidos (inibindo a síntese protéica e estimulando a quebra de proteínas em aminoácidos), aumento dos níveis sanguíneos de glicose (através na neoglicogênese e da inibição da utilização de glicose pelos tecidos) e a lipólise. Entretanto, em excesso e em longo prazo, o cortisol tem efeito sobre a lipogenêse, ocorrendo um tipo especifico de obesidade, a síndrome de Cushing (Navegantes et al., 1999).

Segundo a maioria dos autores, as condições de estresse que resultam na ativação do eixo HHA induzem, em geral, a redução do número de leucócitos circulantes. Essa situação frequentemente ocorre durante um estágio mais tardio da resposta ao estresse, ou aos um agente estressor agir períodos prolongados varias horas ou dias (Oppermann et al., 2002).

Malarkey et al. (1995) em seu trabalho, não encontraram correlação alguma entre os escores obtidos em um questionário de estresse percebido desenvolvido por Cohen & Williamson (1991) e a concentração plasmática de cortisol em estudantes de medicina no período das avaliações finais.

Deinzer et al. (1999) mostraram que indivíduos submetidos a estresses acadêmicos apresentaram maiores concentrações da citocina IL- 1 beta no fluido gengival em sítios saudáveis e com gengivites do que os do grupo controle. Esses resultados indicaram que o estresse acadêmico poderia afetar a saúde periodontal, principalmente quando os hábitos de higiene bucal eram negligenciados, já que essa citocina pró-inflamatória está relacionada com a perda de inserção periodontal.

Capra (1997) relatou que o estresse é um desequilíbrio do organismo em resposta a influências ambientais. Temporariamente e em quantidades moderadas, o estresse é um aspecto necessário à vida, porém quando prolongado ou crônico, pode ser altamente prejudicial, contribuindo para o desenvolvimento de doenças e até a morte. O estresse prolongado provoca um desequilíbrio permanente no indivíduo, podendo gerar sinais e sintomas físicos e psicológicos, como tensão nos músculos, ansiedade, dispepsia e insônia, os quais são responsáveis pelo aparecimento de doenças.

Com os avanços das pesquisas, observou-se que os agentes geradores de estresse podem ser de natureza psicológica (medo, ansiedade), física (cicatrização de feridas, infecções), ou fisiológica (privação de comida, água ou sono). Esses agentes podem influenciar na patogênese das doenças infecciosas por dois caminhos: ou por causarem estados afetivos negativos (depressão), os quais teriam efeitos diretos nos processos biológicos e no comportamento; ou por modularem a resposta do sistema imune frente à infecção, pela liberação de catecolaminas ou glicocorticóides (cortisol) no sangue (Cohen, Williamson, 1991; Dhabhar, McEwen, 2001).

Lipp (1995) pesquisou os sintomas das fases do estresse e em determinados períodos de tempo e os dividiu em fase inicial, fase intermediária e fase final do estresse.

Na fase inicial do estresse ou fase de alerta, os sintomas físicos e psicológicos perduram por mais ou menos 24 horas. Os sintomas físicos caracterizam-se por mãos e pés frios, xerostomia, dor no estômago, aperto de mandíbula - bruxismo, diarréia passageira, insônia, taquicardia, hiperventilação, hipertensão arterial súbita ou passageira e mudança de apetite. Os sintomas psicológicos constituem-se de aumento rápido de motivação e entusiasmo, acompanhado de vontade súbita de começar novos empreendimentos, projetos.

Na fase intermediária ou de resistência, os sintomas da primeira fase podem persistir ou não, podendo surgir novos sintomas, cuja duração é de mais ou menos uma semana. Os sintomas físicos compreendem problemas referentes à memória, mal-estar generalizado sem causa específica, alterações no apetite, problemas dermatológicos, hipertensão arterial, cansaço permanente, úlcera, tontura e sensação de estar flutuando. Os sintomas psicológicos constituem-se de excesso de sensibilidade e motivação, dúvidas em relação a si próprias, pensamento persistente, centralizado em um determinado assunto, excesso de irritabilidade e redução da libido.

Na fase final ou de exaustão, os sintomas da primeira fase e da segunda podem continuar presentes ou não. Persistindo, podem provocar sintomas físicos, como diarréia assídua, dificuldades na vida sexual, insônia, náuseas, hipertensão persistente, problemas dermatológicos continuados, alterações significativas de apetite, flatulência, tonturas frequentes, úlcera e enfarte. Os sintomas psicológicos desta fase são: a pessoa não consegue trabalhar, tem pesadelos, sente-se incompetente para tudo, vontade de fugir, apatia, depressão ou sentimento de raiva extensa, excesso de cansaço, a pessoa pensa e fala insistentemente sobre um determinado assunto, irritabilidade excessiva sem causa aparente, angústia/ansiedade diária, hipersensibilidade emotiva e perda de senso de humor (Lipp, 1995).

Segundo Nunes et al. (1998) e Leonard & Song (1999) indivíduos submetidos a alto estresse psicológico podem desencadear doenças auto-imunes como câncer , diabetes , inclusive problemas periodontais.

Benatti et al. (2003), através de um experimento com vinte ratos machos Winstars, conseguiram comprovar que o estresse não age sobre a doença periodontal isoladamente, e sim aumenta significantemente os efeitos deletérios da nicotina nos tecidos periodontais.

O reconhecimento e a identificação dos sinais e sintomas de estresse, acompanhados da fisiologia e da ação psicológica, são relevantes, porque possibilita o diagnóstico precoce do mesmo, favorecendo a tomada de decisões frente a estratégias que devem ser adotadas, com o objetivo de reduzir e/ou eliminarem os efeitos prejudiciais do mesmo, preservando, desta forma, a qualidade de vida das pessoas (Amenábar, 2006).

Cohen et al. (1983) criaram um questionário para verificação e mensuração em escala do estresse percebido em realizaram um estudo em 926 voluntários do sexo masculino e 1406 do sexo feminino e obtiveram uma média de estresse de 12,1 (5,9) e 13,7 (6,6). Após a validação deste questionário, muitos países e pesquisadores começaram a utilizar este questionário para computar o estresse na amostra de interesse de estudo, por ser um questionário de perguntas amplas e atemporal e podendo ser utilizado como instrumento em diversas áreas de pesquisa.

Deinzer et al. (2001) reafirmaram seus resultados acompanhando 16 estudantes durante a fase de prova, e todos os alunos comparados ao primeiro dia e ao último dia de prova, foram induzidos pelo estresse psicológico a negligenciarem na higiene oral e aumento do acúmulo de biofilme.

Hugo et al. (2006) realizaram uma pesquisa com 260 voluntários com 50 anos ou mais, verificando o estresse, índice de biofilme e quadros de gengivite e constataram que o estresse foi um significante fator de risco para elevação do índice de biofilme e gengivite.

Marques et al. (2001) através de revisão de vários trabalhos relacionados com estresse, alterações imunológicas e doença periodontal sugerem uma maior probabilidade de ocorrência de doença periodontal em indivíduos submetidos ao estresse. Entretanto, observaram que esses estudos necessitam de uma análise mais elaborada no que diz respeito à estrutura da anamnese psiquiátrica (critérios internacionais e instrumentos diagnósticos) e, além disso, com exame periodontal clínico e radiográfico completos seriam necessários para a realização de estudos mais conclusivos.

Questionários sobre estresse e ansiedade podem refletir uma avaliação imprecisa do estado corporal. Medidas biológicas, como o nível de cortisol, junto com medidas subjetivas podem contribuir para um entendimento mais preciso e mais amplo dos problemas relacionados ao estresse e ansiedade (King, Hegadoren, 2002).

Oppermann et al. (2002) fizeram uma análise da literatura acerca dos mecanismos envolvidos na resposta ao estresse, dos efeitos do estresse sobre a imunidade e dos trabalhos que sugerem uma associação entre o estresse e a doença periodontal e concluíram os estudos em humanos sugerem que existe uma inter-relação dos fatores psicossociais com as doenças periodontais. A determinação, no entanto, da magnitute dessa relação e sua causalidade ainda necessitam de melhor comprovação.

Vettore et al. (2003) investigaram a relação de estresse e ansiedade com características clínicas periodontais em um estudo de caso controle. Setenta e nove pacientes foram divididos em três grupos de acordo com a profundidade de bolsa periodontal: grupo controle (< 3 mm, n: 22) grupo 1 (pelo menos 4 sítios de > 4 mm e < 6 mm, n: 27) e grupo 2 (pelo menos 4 sitios de > 6 mm, n: 30). Todos foram avaliados por diferentes escalas e questionários para mensurar ansiedade, histórico médico e aspectos socioeconômicos. Após a avaliação clinica de medição periodontal, os três grupos não se diferenciaram entre si estatisticamente em relação à ansiedade, mas o grupo que possuía periodontite moderada (4-6 mm) foi fortemente influenciado por aspectos socioeconômicos e consumo de cigarros, concluindo que indivíduos com elevados índices de ansiedade aparentam ser mais predispostos a doença periodontal.

Sollis et al. (2004) através de um estudo com 160 voluntários procuraram investigar se a ansiedade, depressão e desesperança possuem associação com doença periodontal. Após a realização do levantamento periodontal de seis sítios por dente, gengiva e placa e a aplicação de diversos questionários para medir a ansiedade, depressão e desesperança; não foi encontrada nenhuma evidência de associação entre estas variáveis e doença periodontal estabelecida. Segundo os autores isso se deve aos instrumentos para mensurar o estresse e depressão utilizados, quando aplicados ao público brasileiro (160 voluntários) seus escores foram considerados normais em relação ao diagnóstico clinico de depressão e desordens de ansiedade (Goreinstein et al., 1999).

Ebrecht et al. (2004) induziram uma ferida de 4 mm com bisturi circular para biopsia em 24 homens não fumantes. Estado psicológico foi avaliado através de questionários de estresse percebido, hábitos de saúde e fatores de personalidade. Foi coletado saliva para determinar o nível de cortisol e foi feita analise da ferida através de escâner ultrasônico no 7°, 14° e 21° dias após a biopsia. Os resultados indicaram que a cicatrização da ferida está negativamente relacionada com o cortisol e positivamente relacionada com o comportamento otimista e que quanto maior fosse o índice de cortisol colhido pela manhã menor era a velocidade de cicatrização da ferida.

Krahwinkel et al. (2004) realizaram um estudo com 38 estudantes de odontologia da Universidade Johannes Gutenberg para mensurar as possíveis alterações do nível de estresse e cortisol salivar em dois períodos: em estágio e logo após a realização de prova oral. Foram colhidas amostras de saliva e os alunos responderam um questionário sobre diversos assuntos da rotina diária. A comparação das respostas do questionário durante os dois períodos não houve diferenças estatísticas, mas em comparação ao cortisol salivar, houve grande diferença; com resultado de 0,085 *mg/dl* mensurados em período de não estresse e 0,315 mg/dl em período de estresse. Concluindo que devemos reduzir ao máximo o estresse pré-operatório nas terapias dentais, pois fatores estressores podem aumentar a liberação de cortisol, alterando assim o sistema imunológico do paciente.

Salute et al. (2005) promoveram um estudo de controle clinico e psicométrico da relação entre periodontite e comportamento depressivo. Foram selecionados 40 pacientes periodontais que foram submetidos a vários questionários e escalas, e após uma análise multifatorial de variância demonstraram um aumento do escore de depressão e ansiedade, redução de bem-estar, aumento de complicações somáticas, diminuição de qualidade de vida em pacientes com problemas periodontais avançados; confirmando que comportamentos depressivos são fatores patogênicos relevantes para periodontites.

Wimmer et al. (2005) avaliaram 80 pacientes com doença periodontal crônica, foram realizados tratamentos periodontais não cirúrgicos, e colhido dados a respeito de como o paciente encarava o seu problema e como iria melhorá-lo. Após dois anos foram chamados estes pacientes, avaliados novamente, e os que demonstraram um comportamento positivo ao enfrentar o estresse do tratamento, conseguiram melhorar seu quadro periodontal, enquanto que os que se mostraram defensivos e negativos em mudar seus hábitos, principalmente em relação ao cigarro, mostraram piora do quadro periodontal. Assim, o modo como o profissional passa as técnicas e vantagens de mudanças de hábitos durante o tratamento periodontal são de suma importância para influenciar no aspecto psicológico do paciente de maneira positiva para o sucesso da terapia periodontal.

Dolic et al. (2005) realizaram exames periodontais em 110 pacientes e questionários sobre diversos aspectos inclusive se fumavam ou não, e os resultados mostraram associação entre fatores psicosociais e doença periodontal.

Após uma vasta revisão de literatura concluíram que a grande maioria dos autores afirmou que o cortisol está fortemente relacionado no agravamento de doença periodontal severa já existente (Arantes et al., 2008).

Ng & Keung (2006) investigaram 1000 voluntários entre 25 e 64 anos em Hong Kong. Foram feitas perguntas através de questionários aferindo estresse incluindo mudanças, eventos de vida significantes, reações e respostas psicológicas frente ao estresse e o modo de como os encarava. Perda óssea periodontal também foi mensurada. Os resultados obtidos foram que voluntários que tiveram maior índice de perda óssea periodontal eram os que ocupavam maiores cargos em seu trabalho e também em escala financeira em relação aos indivíduos sadios periodontalmente. Concluíram em seus estudos que cargos de alta pressão, depressão, modo inadequado de encarar problemas e ansiedade são fatores de risco que aumentam significantemente a perda óssea periodontal, principalmente nas perdas ósseas mais graves.

Johannsen et al. (2007) realizaram um estudo com 43 mulheres com idade média de 54,5 que relataram através de questionário que estavam estressadas e com exaustão. Foram feitas avaliações de índice de biofilme, profundidade de bolsa periodontal, perda de inserção, número de dentes e mensuração de IL-1B, IL-6 e cortisol. Chegaram a uma conclusão que mulheres com estresse e exaustão relatados apresentavam maior acumulo de biofilme, gengivite e aumento dos índices de IL-6 e cortisol; sugerindo que a depressão pode influenciar no sistema imune, o qual proporciona o agravamento da doença periodontal.

Luft et al. (2007) divulgaram em revista brasileira a tradução e validação da Escala de estresse Percebido de Cohen & Cohen (1984) para língua portuguesa de idosos brasileiros A escala foi traduzida e testada em sua versão completa, com 14 questões e na reduzida, com dez questões. A tradução obedeceu às etapas de tradução, tradução reversa e revisão por um comitê. A escala traduzida foi aplicada, por meio de entrevista, a 76 idosos com idade média de 70,04 anos (DP=6,34; mín: 60; máx: 84). A média das versões completa 14 questões e reduzida (10 questões) foram analisadas comparando o estresse percebido em função da auto-avaliação da saúde, nível econômico percebido, estado civil, condições de residência, entre outras. A média do estresse percebido foi de 21,37 (7,6) na versão completa de 14 questões aplicada nos idosos. Concluindo que a Escala de Estresse Percebido mostrou-se clara e confiável para mensurar o estresse percebido em idosos brasileiros, apresentando qualidades psicométricas adequadas.

Rolim (2007), através de seu estudo, avaliou o índice de estresse por meio da concentração salivar de cortisol e da ocorrência de sinais e sintomas de estresse (questionário de estresse percebido). Estes indicadores foram avaliados em alunos de um curso pré-vestibular e em alunos do segundo ano do ensino médio. A

35

coleta de material foi realizada mensalmente ao longo do ano letivo e no dia do vestibular. Os resultados mostram que, em vestibulandos, o cortisol salivar ficou mais alterado do que ao índice dos alunos do segundo ano do ensino médio. Não houve correlação entre os indicadores fisiológicos e psicológicos de estresse. Mas concluiu que vestibulandos que são submetidos a alto índice de estresse ao longo do ano letivo, ocorrem aumento de indicadores fisiológicos de estresse nos meses de inscrição e no momento do exame e que o cortisol salivar pode ser um indicador confiável do grau de ativação do eixo hipotálamo-hipófise-adrenal e, consequentemente, do índice de estresse.

Ishisaka et al. (2007) procuraram associar dois tipos de hormônio relacionados ao estresse cortisol e dehidroepiandrosterona (DHEA) com doença periodontal em 171 voluntários japoneses com idade superior ou igual a 60 anos. Após a realização dos exames periodontais, questionário sobre condições médicas, estilo de vida e estresse e coleta de material para medição do cortisol salivar e DHEA; concluíram que os resultados obtidos, sugeriram forte relação entre extensão e gravidade das periodontites e os hormônios cortisol e DHEA. Em 2008 Ishisaka et al., fizeram outra pesquisa com 467 voluntários e chegaram a conclusão que existe uma forte associação entre cortisol e a gravidade de periodontites em indivíduos mais velhos que nunca fumaram.

Paul et al. (2007) coletaram dados de 171 membros da Academia Americana de Periodontia sendo que a maioria dos que responderam a pesquisa eram homens (82.2%), brancos (88.2%) e atendem sozinhos (60.9%) em seus consultórios, e mostraram através das repostas que os periodontistas possuíam um conhecimento muito maior dos efeitos da ansiedade e estresse na dor, no uso de medicamentos analgésicos e no tratamento curativo, do que no impacto que a depressão causa no sucesso desses tratamentos. Mostrou o despreparo no atendimento ao paciente depressivo, cada vez mais comum no consultório e na dificuldade de identificá-lo; alertando a necessidade da educação dos periodontistas para lidar com os efeitos da depressão, ansiedade e estresse que influenciam nas respostas dos pacientes em relação ao sucesso da terapia periodontal.

Boyapati & Wang (2007) através de um vasto levantamento bibliográfico a respeito dos efeitos do estresse na doença periodontal e cicatrização de feridas, sugerem que o estresse está mais associado com doença periodontal grave, com também à pobre resposta cicatricial às terapias periodontais tradicionais. Isto se deve porque o estresse pode causar modificações de comportamento (cigarro, abuso de álcool, etc) e efeitos de imunossupressão (diminuição da função dos leucócitos polimorfonucleares, alteração de células T defensoras, etc), no qual podem resultar em um resultado de agravamento na gravidade da doença periodontal como também na cicatrização de feridas.

Kudielka et al. (2009) através de seus estudos de análise de diversas publicações científicas sobre o cortisol salivar, alertam sobre a diversidade de resposta do ser humano e as variações de nível de cortisol de acordo com idade, sexo, momento de vida, medicação utilizada, doenças e outros. Assim alertam aos pesquisadores a selecionarem seus voluntários em pesquisas com cortisol salivar em amostras bem uniformes (idade pouco variável, mesmo momento de vida, pacientes saudáveis, etc) para que não haja grande variação de resposta ao cortisol e a pesquisa tenha maior relevância científica.

Rosania et al. (2009) realizaram um estudo com 45 pacientes periodontais atendidos por três cirurgiões dentistas. Foram feitas perguntas sobre saúde, estresse crônico, depressão, questões demográficas e medição do cortisol salivar.

37

Obtiveram os resultados que estresse, depressão e cortisol estão correlacionados com doença periodontal, e a negligência nos cuidados orais durante períodos de estresse e depressão estão associados ao aumento de perda óssea e perda dentária. Ressaltando assim, a grande importância das consultas de manutenção na prevenção periodontal em pacientes que apresentam quadro de estresse e depressão, pois estes fatores estão diretamente relacionados a destruição periodontal, através de comportamentos e mecanismos psicológicos.

Reis et al. (2010) utilizaram o questionário de Cohen (1984) na versão brasileira aplicando o questionário com 14 perguntas da Escala de Estresse Percebido em professores do sul do Brasil consistindo em 334 mulheres e 451 homens obtendo uma média de estresse percebido de 18,3 (0,3) e 16,3 (0,6) respectivamente.

Teeuw et al. (2011) a fim de obter informações sobre o grau em que a doença periodontal está relacionada à qualidade de vida, a pesquisa foi realizada entre 85 pacientes com moderada ou grave da doença periodontal em que eles foram convidados para completar o Perfil de Impacto na Saúde Oral-NL49.Os índices obtidos através deste questionário comparados aos índices de 85 assuntos do controle da mesma idade e sexo. Os pacientes com doença periodontal demonstraram um desempenho significativamente pior em comparação ao grupo controle e pacientes com doença periodontal severa que tiveram escores foi significativamente pior que pacientes com doença periodontal moderada. Os resultados deste estudo sugerem uma associação causal negativa da doença periodontal na qualidade de vida.

Pani et al. (2011) realizaram uma pesquisa cujo objetivo principal era identificar o índice de estresse percebido em estudantes de odontologia do último ano de uma escola privada de odontologia em Riyadh, Arábia saudita, usando uma escala de estresse modificada e correlacionar estes índices, durante vários períodos do semestre, utilizando o cortisol salivar como biomarcador do estresse. Foi administrado um questionário de estresse modificado com 25 questões a 40 estudantes para determinar as causas do estresse percebido. O cortisol salivar foi aferido durante a primeira semana do semestre (cortisol controle), a última semana do treinamento clínico e uma hora antes do exame teórico final. Os resultados demonstraram que o índice de cortisol controle foi bem inferior que o índice aferido na ultima semana de clinica e ambos foram muito menores que o índice de cortisol salivar aferido uma hora antes do exame final ($p < 0,001$). Não houve grande diferença em relação ao estresse percebido nos três momentos. A comparação dos níveis de cortisol em relação ao índice de estresse percebido coletados em diferentes momentos destes alunos mostraram que uma certa discrepância pode existir entre estresse percebido e o estresse atual sentido em diferentes momentos da vida acadêmica.

3 PROPOSIÇÃO

A proposta do presente estudo foi quantificar o cortisol salivar,avaliar o nível de estresse percebido por meio de um questionário e estimar a freqüência e gravidade da doença periodontal em alunos pré-vestibulandos em escolas particulares e públicas da cidade de Catalão – GO.

4 MATERIAIS E MÉTODOS

A presente pesquisa teve início após avaliação e aprovação do Conselho de Ética da Faculdade de Odontologia São Leopoldo Mandic, protocolo 2009/0354 (Anexo A) e coletados dos dados dos voluntários no período de maio de 2010 à dezembro de 2010.

4.1 Materiais

Para a realização deste exame foram utilizadas máscaras, luvas, óculos de proteção, espátulas de madeira e avental, solução de Digluconato de Clorexidina a 0,12%, lanterna, espelho clínico, sonda periodontal e abridor de boca estéreis.

4.2 Métodos

4.2.1 Desenho do estudo

Foram selecionados dois grupos de estudantes que estivessem cursando o terceiro ano do ensino médio em período pré- vestibular, sendo 1 grupo de estudantes de escolas particulares e 1 grupo de estudantes de escolas públicas.

4.2.2 Tamanho da amostra

Foram examinados 80 estudantes em período de curso pré-vestibular totalizando uma amostra de 80 exames de cortisol salivar , 80 exames periodontais e 80 questionários aplicados nesses 80 estudantes voluntários.

4.2.3 Seleção dos indivíduos

Critério de Inclusão:

a) indivíduos que estivessem cursando terceiro ano do ensino médio (pré-vestibular).

Critério de Exclusão:

a) indivíduos com história de Diabetes tipo I e II;

b) indivíduos que fazem uso de corticóides;

c) indivíduos gestantes e lactantes;

d) indivíduos que usam medicamentos imunossupressores;

e) indivíduos com doenças neoplásicas;

f) indivíduos com doenças auto-imunes.

4.3 Exames e questionário

Após manifestar o desejo de participar da pesquisa e ter assinado o Termo de Consentimento Livre e Esclarecido (Anexo B), primeiramente um questionário de estresse (Cohen et al., 1983) foi aplicado para avaliar o estresse percebido (Anexo C).

4.3.1 Coleta da saliva

A coleta das amostras de saliva foi realizada antes do Exame Periodontal, logo após a realização do questionário. As amostras de saliva foram obtidas, de forma padronizada, da seguinte maneira: a coleta foi realizada no horário de 8 a 10 da manhã. Os voluntários permaneceram sentados em cadeira comum, com os cotovelos apoiados nos joelhos e cabeças abaixadas e projetadas para frente. Eles foram instruídos a, no primeiro minuto, desprezar a saliva acumulada na boca, deglutindo-a. Em seguida, durante os próximos 5 minutos deixaram a saliva encharcar um rolete de algodão estéril conhecido como salivete. Durante a coleta, os voluntários foram instruídos a não forçar a salivação ou fazer movimentos com a língua, a fim de que não haja nenhum estímulo à secreção salivar. Da mesma maneira, para impedir diminuição do fluxo salivar, o voluntário fora deixado à vontade durante a coleta, na medida do possível.

Após a coleta, os recipientes plásticos contendo o salivete foram encaminhados ao laboratório para analise do cortisol salivar e mantido sob refrigeração por ate 48 horas entre 2 a 8°C, e congelada a − 20°C, para análise posterior.

4.3.2 Exame Periodontal

Exame do periodonto e dos dentes, por meio de inspeção visual, táctil e com auxílio de uma sonda periodontal, graduada de 1 a 10 mm (Sonda Goldman / Fox / Williams − marca Hu-Friedy − EUA), utilizada rotineiramente pelos cirurgiões-dentistas, para mensurar a profundidade de sondagem.

Investigamos possíveis alterações na morfologia das papilas gengivais, coloração acentuada da gengiva marginal, sangramento gengival espontâneo, presença de exsudato, ulcerações nas papilas gengivais, presença de cálculos dentários adjacentes às margens gengivais, presença de sangramento gengival

43

após sondagem sem perda de inserção; acúmulo intenso de biofilme na margem gengival evidenciado pela sonda periodontal e presença de bolsa gengival.

A presença de qualquer alteração clínica descrita no parágrafo anterior caracterizou um quadro clínico denominado gengivite.

Quando estivesse presente um dos sinais clínicos descritos adiante, tal como: bolsa periodontal; presença de exsudato purulento após pressionar gentilmente o dedo indicador contra a margem gengival em torno dos dentes; dentes com mobilidade dentária; exposição radicular com margem gengival inflamada e migração dentária patológica caracterizada um quadro clínico de periodontite.

Quanto à presença ou ausência do biofilme dentário foi utilizada uma sonda periodontal que era passada nas superfícies vestibular, lingual, mesial e distal de cada dente. O índice de biofilme dentário foi obtido da multiplicação do número de faces com placa por 100 (cem) e posterior divisão pelo número total de faces, obtendo-se, assim, a porcentagem de biofilme de cada paciente.

Para avaliar a profundidade a sondagem fora realizada sondagens em seis pontos de cada dente, sendo três na face vestibular (mesio-vestibular, vestibular e disto-vestibular) e três na face lingual (mesio-lingual, lingual e disto-lingual).

A determinação da profundidade foi obtida por meio da mensuração em milímetros, por uma sonda periodontal, da distância entre a margem gengival e o fundo da bolsa gengival, periodontal e sulco gengival, nos seis pontos de cada dente.

O sangramento gengival foi avaliado nas superfícies vestibulares e linguais. A presença de sangramento espontâneo (SE) e sangramento provocado (SPr) após sondagem também confirma a condição inflamatória da gengiva. Quando menos do que 30% dos sítios apresentavam sangramento foi classificado como localizado, por outro lado, quando mais ou igual a 30% dos sítios apresentavam sangramento foi classificado generalizado.

A determinação da perda de inserção fora obtida por meio da mensuração em milímetros, por uma sonda periodontal, da distância entre a junção cemento-esmalte e o fundo da bolsa gengival, periodontal e sulco gengival, nos seis pontos utilizados para marcação da profundidade de sondagem.

Foram considerados "com periodontite" os indivíduos com perda de inserção clínica a partir de 1 mm e sinais clínicos de inflamação gengival e "sem periodontite" aqueles que não apresentavam perda de inserção. A gravidade da doença periodontal é determinada de acordo com a perda de inserção clínica. A classificação é: inicial, quando a perda de inserção for de 1 a 2 mm; moderada quando for de 3 a 4 mm e grave quando for igual ou superior a 5 mm (Lindhe et al., 1999).

Os pacientes foram avaliados por um único examinador e os dados estatísticos analisados por um profissional da área.

Os pacientes receberam informações sobre a DP e a importância da higiene bucal para a saúde bucal e sistêmica, sendo orientados e motivados quanto a técnica de escovação e higienização bucal através de um manequim e escova dentária.

Todos os pacientes examinados receberam uma escova dentária.

4.3.3 Metodologia para quantificar o estresse

Estresse Percebido

Para a avaliação do estresse percebido, foi utilizado o questionário preconizado por Cohen et al. (1983), constituído por 14 questões objetivas (em anexo C) que investigam o quanto imprevisível, incontrolável e sobrecarregada os respondentes avaliam suas vidas. As 14 questões contêm opções de resposta que variam de zero a quatro (0=nunca; 1=quase nunca; 2=às vezes; 3=quase sempre 4=sempre). As questões com conotação positiva (4, 5, 6, 7, 9, 10 e 13) têm sua pontuação somada invertida, da seguinte maneira, 0=4, 1=3, 2=2, 3=1 e 4=0. As demais questões são negativas e devem ser somadas diretamente. O total da escala é a soma das pontuações destas 14 questões e os escores podem variar de zero a 56. Foi avaliado a mediana e média dos escores para análise comparativa.

Cortisol salivar

A quantificação cortisol salivar foi feita de acordo com as instruções do fabricante; pelo método de ELISA (ELISA, Cortisol - Direct Salivary EIA; ALPCO Diagnostics, Salem, MA, USA; ELX 800VV – Universal Microplate Reader, Bio-TeK instruments, USA). Resumidamente, as amostras de saliva eram descongeladas, centrifugadas a 3000 rpm por 10 min., sendo que somente o sobrenadante foi utilizado. A seguir, 50 µL de cada solução padrão e das amostras de saliva foram adicionadas em poços de uma microplaca (pré-sensibilizada com anticorpo de coelho anti-cortisol) e, sequencialmente, 100 µL de cortisol conjugado à peroxidase eram adicionados nos mesmos poços. O conjunto fora incubado por 45 min., em constante agitação e temperatura ambiente. Após a incubação, a placa era aspirada e cada poço lavado 3 vezes com 300 µL de tampão de ELIZA para a remoção de todas as substâncias não fixadas. Então, 150µL do substrato tetrametilbenzidina foi adicionado em cada poço e incubado por 20 min., sem agitação, em temperatura ambiente. Finalmente, fora adicionados 50µL/poço de solução de interrupção da reação e a densidade óptica será medida em um leitor de microplacas a 450nm. Por meio de uma curva de calibração (densidade óptica versus a concentração de s-IgA das soluções padrões) a concentração de cortisol (ng/mL) em cada amostra era calculada. Quando coletados no período em torno de 8 da manhã, foi considerado normal os alunos que obtiveram taxa de cortisol entre 3,5 a 32 nmo/l.

4.4 Variáveis e Conceitos

Infecção periodontal: gengivite e periodontite. Gengivite: inflamação da gengiva em resposta ao acúmulo de placa bacteriana e alterações hormonais do período gestacional. Periodontite: inflamação da gengiva associada à perda de inserção. Ambas foram avaliadas por meio de exame clínico da cavidade bucal.

Categorias: ausente ou presente. Presente quando existir um ou mais sinais clínicos evidenciados por inspeção visual ou por meio de uma sonda periodontal.

Gengivite. Sinais: alterações clínicas na morfologia das papilas gengivais devido ao edema ou fibrose; coloração acentuada da gengiva marginal (vermelhidão intensa); sangramento espontâneo; presença de cálculos dentários adjacentes às margens gengivais; presença de exsudato; ulcerações na papila; presença de sangramento gengival após sondagem sem perda de inserção; acúmulo intenso de biofilme na margem gengival evidenciado pela sonda periodontal e presença de bolsa gengival.

Periodontite. Sinais: presença de bolsa periodontal; presença de sangramento após sondagem com perda de inserção; presença de exsudato purulento após pressionar gentilmente o dedo indicador contra a margem gengival em torno dos dentes; dentes com mobilidade acentuada; exposição radicular com margem gengival inflamada clinicamente; migração dentária patológica.

4.5 Variáveis Analisadas

a) idade: número de anos completos referido pelo indivíduo na data do exame;

b) cor da pele: branca e não-branca, conforme observações do pesquisador;

c) gênero: masculino e feminino;

d) história de tabagismo;

e) nível de cortisol salivar:

f) nível de estresse percebido.

4.6 Coleta de Dados

Após o interesse por parte do paciente em participar do estudo foi entregue o Termo de Consentimento Livre e Esclarecido (Anexo B) para que a paciente tenha ciência da pesquisa.

Critérios para Descontinuação.

Falta de paciência para responder o questionário.

Receio em fazer o exame oral e de saliva por vergonha ou medo.

4.7 Processamento e análise de dados

Um banco de dados foi criado em planilha de software Excel / Office 2007 com todas as variáveis descritas em itens anteriores. Os indivíduos foram relacionados de forma cronológica, segundo as datas da coleta de saliva, preenchimento do questionário para avaliar estresse percebido e exame periodontal, atribuindo a cada uma deles um número de identificação. Foi feita consistência inicial de todos os dados digitados e dos possíveis erros, por meio de conferência manual (item a item), e em seguida foi feita a consistência lógica final.

Após o banco de dados ser criado, este fora exportado para o programa SAS.

Para análise dos dados foram utilizados testes estatísticos, tais testes testaram a associação entre níveis de cortisol salivar, estresse percebido e presença ou não de infecção periodontal, considerando ajustes pelas variáveis de controle (cor da pele, idade, etnia, escolaridade, etc). As medidas foram descritas através de média, desvio-padrão, freqüências simples e relativas (%).

A associação das medidas com a presença de doença periodontal e a escolaridade foi avaliada em variáveis nominais através do teste de qui-quadrado ou do teste Exato de Fisher, e nas medidas intervalares através do teste T de Student, ou do teste de Mann-Whitney quando os dados não apresentaram distribuição normal.

A associação entre duas medidas intervalares foi avaliada através do coeficiente de correlação de Spearman.

Inicialmente todas as variáveis foram estudadas de maneira descritiva, através do cálculo de freqüências absolutas (n) e relativas (%), e no caso das variáveis contínuas, através do cálculo de média, desvio-padrão, mediana, valores de mínimo e de máximo.

Para estudar a associação das variáveis categóricas com a variável resposta, estudaram-se cada uma delas bivariadamente através do cálculo do OR (Odds Ratio) e seu respectivo intervalo de confiança, e do teste de qui-quadrado (ou exato de Fisher quando uma das caselas apresentou valor inferior a 5).

As diferenças de médias das variáveis contínuas entre os grupos estudados foram avaliadas através do teste de Mann-Whitney, pois a distribuição dos dados não passou pelo teste de aproximação à curva normal.

O nível de significância foi assumido em 5% e o software utilizado para análise foi o SAS versão 9.2

5 RESULTADOS

A amostra foi composta por 80 pacientes, sendo a maioria com 17 anos 38,8%, etnia branca 86,3%, não fumantes 83,8% e do sexo feminino 73,8%. A idade média foi de 16,9 ± 1,0.

Tabela 1 - Caracterização da amostra.

Característica	n	%
Idade		
16	30	37,5%
17	31	38,8%
18 ou mais	19	23,8%
média desvio-padrão	16,9 ±1,0	
(min-max)	(16 a 21)	
ETNIA		
Branca	69	86,3%
Não Branca	11	13,8%
Tabagismo		
Não Fuma	67	83,8%
Fuma	13	16,3%
Escola		
Particular	40	50,0%
Pública	40	50,0%
GENERO		
Feminino	59	73,8%
Masculino	21	26,3%

Foi observada uma prevalência de 75% de sangramento e doença periodontal na amostra. 36,3% da amostra tinham gengivite localizada, 35% periodontite leve localizada e 3,7% moderada localizada.

Tabela 2 - Prevalência de sangramento e doença periodontal na amostra.

Característica	n	%
Presença de Sangramento		
Ausente	20	25,0%
Presente	60	75,0%
Doença Periodontal		
Ausente	20	25,0%
Presente	60	75,0%
Doença Periodontal - Gravidade e Extensão		
Ausente	20	25,0%
Gengivite Localizada	29	36,3%
Periodontite Leve Localizada	28	35,0%
Periodontite Moderada Localizada	3	3,7%

A média do nível de stress percebido foi de 34,0 ± 9,5, de cortisol de 10,3 ± 7,7, com profundidade de sondagem de 1,5 ± 0,2, perda de inserção de 2,1 ± 0,3, sangramento de 2,9 ± 3,0 % e de índice de biofilme de 5,4 ± 2,9 %.

Tabela 3 - Descrição das medidas avaliadas.

Medida	n	Amostra Total		
		média	desvio-padrão	mediana
Nível de estresse percebido	80	34,0	9,5	33,0
cortisol nmol/l	80	10,3	7,7	8,1
Profundidade de sondagem	80	1,5	0,2	1,5
Perda de Inserção	80	2,1	0,3	2,0

Índice de Sangramento	80	2,9	3,0	2,4
Índice de biofilme	80	5,4	2,9	5,4

A doença periodontal esteve associada à escola (p = 0,0188) sendo que dentre as com doença presente 58,3% eram pública, enquanto que nas ausentes, somente 25,0% eram pública. Os níveis de cortisol, classificados em normal e alterado, não apresentaram associação significativa com a doença periodontal (p > 0,05) sendo o percentual de cortisol alterado de 15,0% quando a doença periodontal era ausente e de 11,7 % quando a doença periodontal estava presente.

Tabela 4 - Associação entre medidas e doença periodontal.

	Doença Periodontal				
	Ausente		Presente		
	n	%	n	%	Valor-p
Escola					0,0188
Particular	15	75,0%	25	41,7%	
Pública	5	25,0%	35	58,3%	
NÍVEIS DE CORTISOL					0,7047
Normal	17	85,0%	53	88,3%	
Alterado	3	15,0%	7	11,7%	

Teste Exato de Fisher

O nível de cortisol apresentou associação significativa com a escola (p = 0,0068) sendo de 22,5% alterados nas escolas particulares e de 2,5% alterado nas escolas públicas.

Tabela 5 - Associação entre cortisol e escola.

	Escola				
	Particular		Pública		
	n	%	n	%	Valor-p
NÍVEIS DE CORTISOL					0,0068
Normal	31	77,5%	39	97,5%	
Alterado	9	22,5%	1	2,5%	

Teste de Qui-Quadrado

Em relação à presença ou não de doença periodontal, as medidas de profundidade de sondagem, índice de sangramento e índice de placa apresentaram diferença significativa (p < 0,05), as demais, não houve diferença significativa.

Tabela 6 - Diferença de medidas segundo doença periodontal.

Medida	Doença Periodontal Ausente (n = 20)				Doença Periodontal Presente (n = 60)				valor-p
	n	média	desvio-padrão	mediana	n	média	desvio-padrão	mediana	
Nível de estressse percebido	20	32,8	7,9	32,5	60	34,4	10,0	33,5	0,4950*
cortisol nmol/l	20	7,8	4,3	7,0	60	11,2	8,4	9,6	0,1844
Profundidade de sondagem	20	1,4	0,1	1,4	60	1,5	0,2	1,5	0,0100*
Perda de Inserção	20	2,1	0,2	2,0	56	2,1	0,4	2,0	0,3937
Índice de Sangramento	20	0,0	0,0	0,0	60	3,9	2,9	3,6	< 0,0001
Índice de biofilme	20	4,1	2,2	3,6	60	5,8	3,0	6,3	0,0200

*Teste de Mann-Whitney / * teste T de Student*

Em relação às escolas, o nível de cortisol apresentou diferença significativa (p < 0,0001) sendo superior nas escolas públicas 13,4 ± 8,3 do que nas escolas particulares 7,3 ± 5,7. A profundidade de sondagem, a perda de inserção e

54

índice de sangramento, também apresentou diferença significativa entre as escolas (p < 0,05) sendo em média, superiores na escola pública do que na particular, exceto no que diz respeito à perda de inserção.

Tabela 7 - Diferença de medidas segundo escola.

Medida	n	média	desvio-padrão	mediana	n	média	desvio-padrão	mediana	valor-p
		Escola Particular (n = 40)				**Escola Pública (n = 40)**			
Nível de estresse percebido	40	35,4	8,4	35,0	40	32,7	10,4	32,0	0,2005*
cortisol nmol/l	40	7,3	5,7	5,5	40	13,4	8,3	11,7	< 0,0001
Profundidade de sondagem	40	1,4	0,2	1,4	40	1,5	0,1	1,5	< 0,0001*
Perda de Inserção	38	2,2	0,3	2,0	38	2,0	0,4	2,0	0,0040
Índice de Sangramento	40	2,2	3,2	1,2	40	3,6	2,8	3,6	0,0050
Índice de biofilme	40	5,4	3,3	4,5	40	5,5	2,5	6,3	0,5311

*Teste de Mann-Whitney / * teste T de Student*

A única correlação significativa foi entre o índice de biofilme e o nível de stress percebido, contudo a correlação foi fraca.

Tabela 8 - Índice de Correlação de Spearman entre Cortisol, Nível de estresse e medidas.

	NÍVEL DE STRESS PERCEBIDO		CORTISOL nmol/l	
	valor-p do r	r	valor-p do r	r
Profundidade de sondagem	0.6570	-0.050	0.2360	0.134
Perda de Inserção	0.2615	-0.130	0.1218	-0.179
Sangramento	0.9873	0.002	0.4188	0.092
Índice de biofilme	0.0320	0.240	0.6659	0.049

Houve diferença significativa entre as médias de níveis de estresse entre as escolas (p < 0,05), sendo superior nas escolas particulares (35,4 ± 8,4) do que nas escolas públicas (32,7 ± 10,4), porém o mesmo não foi observado para as médias de cortisol (p > 0,05).

Tabela 9 - Estudo dos níveis médios de cortisol e estresse segundo tipo de escola.

Medidas	Escola Particular (n = 40)					Escola Pública (n=40)					Valor-p
	Média	desvio-padrão	mediana	mínimo	máximo	média	desvio-padrão	mediana	mínimo	máximo	
NÍVEL DE STRESS PERCEBIDO	35,4	8,4	35,0	22,0	51,0	32,7	10,4	32,0	14,0	69,0	< 0,0001
CORTISOL nmol/l	7,3	5,7	5,5	0,2	32,6	13,4	8,3	11,7	3,8	47,8	0,1636

Teste de Mann-Whitney

Observou-se uma diferença significativa entre as escolas no que diz respeito à idade (percentual e média) e a etnia, sendo os alunos de escola particulares mais novos, e a raça branca mais frequente nas escolas particulares (p < 0,05). Em relação ao tabagismo e gênero, as escolas foram homogêneas (p > 0,05).

Tabela 10 - Comparação de características sócio-demográficas e escolas.

Característica	Escola Particular (n = 40)		Escola Pública (n = 40)		valor-p
	n	%	n	%	
Idade					0,0010
16	21	52,5%	9	22,5%	
17	16	40,0%	15	37,5%	
18 ou mais	3	7,5%	16	40,0%	
média desvio-padrão	16,5 ± 0,6		17,3 ± 1,1		0,0006*
(min-max)	(16 a 18)		(16 a 21)		
ETNIA					0,0004
Branca	40	100,0%	29	72,5%	

Não Branca	0	0,0%	11	27,5%	
Tabagismo					0,7618
Não Fuma	33	82,5%	34	85,0%	
Fuma	7	17,5%	6	15,0%	
GENERO					0,7994
Feminino	29	72,5%	30	75,0%	
Masculino	11	27,5%	10	25,0%	

*Teste de qui-quadrado / * teste de Mann-Whitney*

Dentre as medidas de saúde bucal, houve diferença significativa na profundidade de bolsa, perda de inserção e sangramento (p < 0,05) sendo superiores na escola pública (exceto a perda de inserção).

Tabela 11 - Medidas de saúde bucal segundo tipo de escola.

Medidas	Escola Particular (n = 40)					Escola Pública (n=40)					Valor-p
	média	desvio-padrão	mediana	mínimo	máximo	média	desvio-padrão	mediana	mínimo	máximo	
Profundidade de sondagem	1,40	0,15	1,38	1,13	1,70	1,53	0,13	1,54	1,15	1,77	< 0,0001
Perda de Inserção	2,17	0,25	2,00	1,83	2,78	1,97	0,35	2,00	1,00	2,80	**0,0040**
Sangramento	2,22	3,15	1,19	0,00	17,26	3,56	2,75	3,57	0,00	12,50	**0,0050**
Biofilme	5,37	3,30	4,46	0,00	12,50	5,46	2,46	6,25	0,89	11,61	0,5311
Número de dentes perdidos	2,00	1,41	1,50	1,00	4,00	1,71	0,49	2,00	1,00	2,00	1,0000
Número de sítios com perda de inserção*	0,53	1,04	0,00	0,00	4,00	0,63	0,74	0,50	0,00	3,00	0,1255

*Teste de Mann-Whitney/ * n = 4 e 7 respectivamente*

A doença periodontal apresentou uma prevalência de 62,5% dentre as escolas particulares e de 87,5% nas públicas, sendo esta diferença significativa (p = 0,0098). A extensão também apresentou prevalências mais altas nos níveis mais graves, nas escolas públicas (p = 0,0386).

Tabela 12 - Estudo da doença periodontal segundo o tipo de escola.

Característica	Escola Particular (n = 40)		Escola Pública (n = 40)		valor-p
	n	%	n	%	
Presença de Sangramento					
Não	15	37,5%	5	12,5%	0,0098
Sim	25	62,5%	35	87,5%	
Doença Periodontal					
Ausente	15	37,5%	5	12,5%	0,0098
Presente	25	62,5%	35	87,5%	
Doença Periodontal - Gravidade e Extensão					
Ausente	15	37,5%	5	12,5%	0,0386*
Gengivite Localizada	14	35,0%	15	37,5%	
Periodontite Leve Localizada	10	25,0%	18	45,0%	
Periodontite Moderada Localizada	1	2,5%	2	5,0%	

6 DISCUSSÃO

Foi utilizado o questionário de Cohen et al. (1983) para mensurar a escala de estresse percebido, pois este questionário possui perguntas de amplo aspecto, podendo ser utilizado em diversos países e culturas e possuir validação no Brasil por dois autores Luft et al. (2007) e Reis et al. (2010).

A amostra foi composta por 80 estudantes, sendo a maioria com 17 anos 38,8%, etnia branca 86,3%, não fumantes 83,8% e do sexo feminino 73,8%. A idade média foi de 16,9 ± 1,0.

Foi observada na amostra geral dos 80 alunos uma prevalência de 75% de sangramento e 75% de doença periodontal. No total 36,3% da amostra apresentavam gengivite localizada, 35% periodontite leve localizada e 3,7% moderada localizada.

Observamos que a média do nível de estresse percebido da amostra geral foi de 34,0 ± 9,5, de cortisol de 10,3 ± 7,7, com profundidade de sondagem de 1,5 ± 0,2, perda de inserção de 2,1 ± 0,3, sangramento de 2,9 ± 3,0 % e de índice de biofilme de 5,4 ± 2,9 %. Após a realização da pesquisa com 40 alunos de escola particular e 40 alunos de escola publica que estavam cursando o terceiro ano do ensino médio, se preparando para o exame do vestibular, obtiveram uma média na escala de estresse percebido de 34,0 (9,5) pontos, considerada alta em relação aos índices como Cohen & Cohen (1984) cuja média atingida pelo mesmo questionário fora 13,1 e Reis et al. (2010) aplicado em professores do sul do Brasil com média de 17,1 ($p < 0,05$). Em comparação a Luft et al. (2007) cuja média de estresse foi de 21,37 (7,6) em idosos, utilizando a mesma escala de estresse percebido, podemos afirmar que os alunos do terceiro ano do ensino médio estão em fase de alto estresse psicológico devido a alta pressão para passarem no vestibular.

Em relação à doença periodontal, comparando os grupos de escola particular e pública, a doença periodontal esteve associada à escola (p = 0,0188) sendo que dentre as com doença presente 58,3% eram de escola pública, enquanto que nas ausentes, somente 25,0% eram estudantes de escola pública. Os níveis de cortisol, classificados em normal e alterado, não apresentaram associação significativa com a doença periodontal (p > 0,05) sendo o percentual de cortisol alterado de 15,0% quando a doença periodontal era ausente e de 11,7 % quando a doença periodontal estava presente. Através dos resultados podemos verificar que nas escolas publicas houve um percentual muito maior de doença periodontal que nas escolas particulares.

Relacionando o índice de cortisol salivar entre as escolas, o nível de cortisol apresentou associação significativa (p = 0,0068) sendo de 22,5% deram cortisol alterados nas escolas particulares e de 2,5% alterado nas escolas públicas. Isto se deve, pois muitos alunos da escola particular obtiveram índices de cortisol abaixo do índice considerado normal (de 3,5 a 32 nmol/l).

Em relação à presença ou não de doença periodontal, as medidas de profundidade de bolsa, índice de sangramento e índice de biofilme apresentaram diferença significativa (p < 0,05), as demais, escala de estresse percebido e cortisol, não houve diferença significativa. Resultado semelhante aos estudos de Krahwinkel et al. (2004), cujos resultados não atingiram diferenças significativas entre cortisol e escala de estresse percebido. Diferindo dos estudos de Rosania et al. (2009), que obteve forte relação entre cortisol e escala de estresse percebido e doença periodontal. Estas divergências na literatura, no caso deste estudo pode ter ocorrido, devido à amostra utilizada for aleatória, de alunos que estivessem cursando o terceiro ano do ensino médio, e que se adequavam aos critérios de seleção, mas não obrigatoriamente tinham doença periodontal e o instrumento utilizado para determinar o estresse, talvez não seja o melhor instrumento para determinar o estresse, por ser de amplo aspecto. Grande maioria dos autores na literatura afirmou que o cortisol está fortemente relacionado no agravamento de doença periodontal severa já existente (Arantes et al., 2008). Outros autores (Malarkey et al., 1995) também não encontraram correlação alguma entre os escores obtidos em um questionário de estresse percebido desenvolvido por estudos de Cohen & Williamson (1991) e a concentração plasmática de cortisol em estudantes de medicina no período das avaliações finais, como os estudos de Dolic et al. (2005) também não encontraram associação entre fatores psicossociais e doença periodontal em suas pesquisas. É possível que os instrumentos citados não sejam adequados para este tipo de avaliação e que um instrumento específico tenha que ser desenvolvido para determinar esta variável.

Em relação às escolas, o nível de cortisol apresentou diferença significativa ($p < 0,0001$) sendo superior nas escolas públicas $13,4 \pm 8,3$ do que nas escolas particulares $7,3 \pm 5,7$. A profundidade de sondagem, a perda de inserção e índice de sangramento, também apresentou diferença significativa entre as escolas ($p < 0,05$) sendo em média, superiores na escola pública do que na particular, exceto no que diz respeito a perda de inserção que na particular foi maior. O cortisol mais elevado nas escolas públicas demonstrou que estes alunos possuem uma vida mais estressada que os alunos das escolas particulares, pois a qualidade do ensino, acesso às informações atualizadas e melhores condições de vida, proporcionam uma vida mais tranquila e assim um desempenho melhor nos estudos.

Relacionando o nível de estresse percebido cortisol e índices periodontais. A única correlação significativa foi entre o índice de biofilme e o nível de estresse percebido, contudo a correlação foi fraca. Demonstrando que indivíduos com alto estresse percebido negligenciam na higiene oral aumentando o índice de biofilme (Deinzer et al., 2001).

Podemos verificar que houve diferença significativa entre as médias de níveis de estresse percebido entre as escolas (p < 0,05), sendo superior nas escolas particulares (35,4 ± 8,4) em relação às escolas públicas (32,7 ± 10,4), porém o mesmo não foi observado para as médias de cortisol (p < 0,05). Os resultados de Pani et al. (2011) também não houve relação positiva entre escala de estresse percebido e cortisol.

Em relação às características sóciodemográficas nas escolas, observou-se uma diferença significativa entre as escolas no que diz respeito à idade (percentual e média) e a etnia, sendo os alunos de escola particular mais novos, e a raça branca mais freqüente nas escolas particulares (p < 0,05).Em relação ao tabagismo e gênero, as escolas foram homogêneas (p > 0,05).

Dentre as medidas de saúde bucal, houve diferença significativa na profundidade de sondagem, perda de inserção e sangramento (p < 0,05) sendo superiores na escola pública (exceto a perda de inserção).

Após avaliação da doença periodontal em relação à escola, a doença periodontal apresentou uma prevalência de 62,5% dentre as escolas particulares e de 87,5% nas públicas, sendo esta diferença significativa (p = 0,0098). A extensão também apresentou prevalências mais altas nos níveis mais graves, nas escolas públicas (p = 0,0386).

Com esta pesquisa podemos mapear o quadro sócio-demográfico dos estudantes do terceiro ano do ensino médio, constatando que nas escolas publicas a média de idade dos alunos é maior do que nas particulares e existe maior índice de doença periodontal e cortisol.

Houve diferença significativa ($p < 0,05$) do estresse percebido da pesquisa realizada em relação aos valores observados na literatura pelos autores Cohen & Cohen (1984) e Reis et al. (2010). Demonstrando que os estudantes pré-vestibulandos passam por uma fase de alto estresse psicológico durante esta fase preparatório, possuindo maior propensão de desenvolver doença periodontal do que indivíduos não estressados.

7 CONCLUSÃO

Foi observada uma prevalência de 75% de sangramento e doença periodontal na amostra de 80 estudantes avaliados. 36,3% da amostra apresentavam gengivite localizada, 35% periodontite leve localizada e 3,7% moderada localizada.

A média de nível de estresse percebido na amostra foi de $34 \pm 9,5$ com mediana de 33 e do cortisol de $10,3 \pm 737$ com mediana de 8,1. Em relação ao índice da escala de estresse percebido não houve diferença estatística entre as escolas, mas a media do estresse foi considerada elevada ($p < 0,05$) em relação aos valores observados na literatura pelos autores Cohen (1984), Luft et al. (2007) e Reis et al. (2010).

Em relação aos alunos de escola pública e particular, o nível de cortisol apresentou diferença significativa ($p < 0,0001$) sendo superior nas escolas públicas $13,4 \pm 8,3$ do que nas escolas particulares $7,3 \pm 5,7$. A profundidade de sondagem, a perda de inserção e índice de sangramento, também apresentaram diferença significativa entre as escolas ($p < 0,05$) sendo em média, superiores na escola pública do que na particular, exceto no que diz respeito a perda de inserção.

REFERÊNCIAS[1]

Adam EK, Gunnar MR. Relationship functioning and home and work demands predict individual differences in diurnal cortisol patterns in women. Psychoneuroendocrinology. 2001 Feb;26(2):189-208.

Ader R, Cohen N, Felten DL. Psychoneuroimunology: Interactions between the Nervous System and the Immune System. Lancet. 1995 Jan 14;345(8942):99-103.

Amenábar JM. Níveis de cortisol salivar, grau de estresse e ansiedade em indivíduos com síndrome de ardência bucal [tese]. Porto Alegre: Faculdade de Odontologia da Universidade Católica do Rio Grande do Sul; 2006.

Arantes JC, Eustaquio I, Stefani CM, Motão JC. Nível de cortisol em pacientes com periodontite crônica generalizada e diabetes mellitus. Rev Odonto Ciência. 2008 out-dez;23(4):384-7.

Aron DC, Findling JW, Trrell B. Glucorticoids & Adrenal Androgens. In: Greenspan FS, Gardner DG. Basic and Clinical Endocrinology. 7a ed. San Francisco: McGraw-Hill; 2004. p.362-413.

Basset-Seguin N, Guilhou JJ. Cellular oncogenes. Ann Dermatol Venereol. 1987;114(8):1029-32.

Baum A, Grunberg N. Measurements of stress hormones. In: Cohen S, Kessler RC, Gordon LU. Measuring stress: a guide for health and social scientists. New York: Oxford University Press; 1997. p.175-92.

Benatti BB, Nogueira-Filho GR, Diniz MC, Sallum EA, Sallum AW, Nociti Jr FH. Stress may enhance nicotine effects on periodontal tissues. An in vivo study in rats. J Periodontal Res. 2003 June;38(3):351-3.

Bernik MA, Corregiari FM. Como diagnosticar e tratar ansiedade. Rev Bras Med. 2002 set;59(9):621-34.

Biondi M. Effects of stress on Immune functions: An Overview. In: Ade R, Felten DL, Cohen R. Psychoneuroimmunology. 3a ed. New York: Academic; 2001.

Birkedal-Hansen H, Moore WGI, Bodden MK, Windsor LJ, Birkedal-Hansen B, De Carlo A. Engler JA. Matrix metalloproteinases: A review. Crit Rev Oral Biol Med. 1993;4(2):197-250.

Blalock JE. The Syntax of Immune-Neuroendocrine Communication. Immunol Today. 1994 Nov;15(11):504-11.

Boyapati L, Wang HL. The role of stress in periodontal disease and wound healing. Periodontol 2000. 2007;44:195-210.

---

[1] De acordo com o Manual de Normatização para Dissertações e Teses do Centro de Pós-Graduação CPO São Leopoldo Mandic, baseado no modelo Vancouver de 2007, e abreviaturas dos títulos de periódicos em conformidade com o Index Medicus.

Boyer P. Do anxiety and depression have a common pathophysiological mechanism? Acta Psychiatr Scand Suppl. 2000;(406):24-9.

Buddeberg C, Willi J, Laederach K. Psychosoziale medizin. 2a ed. Berlin: Springer Heidelberg; 1998.

Calogero AE, Bagdy G, Szemeredi K, Tartaglia ME, Gold PW, Chrousos GP. Mechanisms of secretion receptor agonist-induced activation of the hypothalamic-pituitary-adrenal axis in the rat. Endocrinology. 1990 Apr;126(4):1888-94.

Capra F. O ponto de mutação. São Paulo: Cultrix, 1997.

Castro M, Moreira AC. Analise critica do cortisol salivar na avaliação do eixo hipotálamo-hipófise-adrenal. Arq Bras Endocrinol Metabol. 2003 ago;47(4):358-67.

Chrousos GP, Gold PW. The concepts of stress system disorders: overview of behavioral and physical homeostasis. JAMA. 1992 Mar 4;267(9):1244-52. Review. Erratum in: JAMA 1992 July 8;268(2):200.

Cohen N, Kehrl H, Berglund B, O'Leary A, Ross G, Seltzer J et al. Psychoneuroimmunology. Environ Health Perspect. 1997 Mar;105 Suppl 2:527-9.

Cohen P, Cohen J. The clinician's illusion. Arch Gen Psychiatry. 1984 Dec;41(12):1178-82.

Cohen S, Kamarck T, Mermelstein R. A Global measure of Perceived Stress. J Health Soc Behav. 1983 Dec;24(4):385-96.

Cohen S, Williamson GM. Stress and infectious disease in humans. Psychol Bull. 1991 Jan;109(1):5-24.

Deinzer R, Förster P, Fuck L, Herforth A, Stiller-Winkler R, Idel H. Increase of Crevicular Interleukin IL- 1 Under Academic Stress at Experimental Gingivitis Sites and at Sites of Perfect Oral Hygiene. J Clin Periodontol. 1999 Jan;26(1):1-8.

Deinzer R, Hilpert D, Bach K, Schawacht M, Herforth A. Effects of academic stress on oral hygiene- a potentional link between stress and plaque associated disease? J Clin Periodontol. 2001 May;28(5):459-64.

Dhabhar FS, McEwen BS. Acute Stress Enhances while chronic stress suppresses Immune function in vivo: A potential role for leukocyte trafficking. Brain Behav Immun. 1997 Dec;11(4):286-306.

Dhabhar FS, McEwen BS. Bidirectional Effects of Stress and Glucocorticoid Hormones on Inmune Function: Possible Explanations for Paradoxal Observations. In: Ader R, Felten DL, Cohen N. Psychoneuroimmunology. 3a ed. New York: Academic Press; 2001.

Dolic M, Bailer J, Staehle HJ, Eickholz P. Psychosocial factors as risk indicators of periodontitis. J Clin Periodontol. 2005 Nov;32(11):1134-40.

Dratcu L, Lader M. Ansiedade: conceito, classificação e biologia. J Bras Psiquiatr. 1993 jan-fev;42(1):19-32.

Ebrecht M, Hextall J, Kirtley LG, Taylor A, Dyson M, Weinman J. Perceived stress and cortisol levels predict speed of wound healing in healthy male adults. Psychoneuroendocrinology. 2004 July;29(6):798-809.

Fuller RW. Serotonin receptors involved in regulation of pituitaryadrenocortical function in rats. Behav Brain Res. 1996;73(1-2):215-9.

Genco RJ. Host responses in periodontal diseases: current concepts. J Periodontol. 1992 Apr;63(4 Suppl):338-55.

Goreinstein C, Andrade L, Vieira Filho AK, Tung TC, Artes R. Psycometric properties of the Portuguese version of Beck Depression Inventory on Brazilian college students. J Clin Psychol. 1999 May;55(5):553-62.

Gozanski WS, Lynn JS, Laudenslager ML, Kohrt WM. Salivary cortisol determined by enzyme immunoassay is preferable to serum total cortisol for assessment to dynamic hypothalamic-pituitary-adrenal axis activity. Clin Endocrinol (Oxf). 2005 Sept;63(3):336-41.

Gröschl M, Wagner R, Rauh M, Dörr HG. Stability of salivary steroids: the influence of storage, food and dental care. Steroids. 2001 Oct;66(10):737-41.

Guyton AC. Tratado de Fisiologia Médica. 8a ed. Rio de Janeiro: Guanabara Koogan; 1992.

Heim C, Newport DJ, Bonsall R, Miller AH, Nemeroff CB. Altered pituitary-adrenal axis responses to provocative challenge tests in adult survivors of childhood abuse. Am J Psychiatry. 2001 Apr;158(4):575-81.

Hugo FN, Hilgert JB, Bozzeti MC, Bandeira BR, Gonçalves TR, Pawlowski J et al. Chronic Stress, Depression, and Cortisol Levels as risk indicators of elevated plaque and gingivitis levels in individuals age 50 years and older. J Periodontol. 2006 June;77(6):1008-14.

Hugoson A, Ljungquist B, Breivik T. The relations of some negative and psychological factors periodontal disease in an adult swedish populations 50 to 80 years of age J Clin Periodontol. 2002 Mar;29(3):247-53.

Ishisaka A, Ansai T, Soh I, Inenaga K, Awano S, Yoshida A et al. Association of cortisol and dehydroepiandrosterone sulphate levels in serum with periodontal status in older Japanese adults. J Clin Periodontol. 2008 Oct;35(10):853-61. Epub 2008 Aug 24.

Ishisaka A, Ansai T, Soh I, Inenaga K, Yoshida A, Shigeyama C et al. Association of Salivary Levels of Cortisol and Dehydroepiandrosterone With Periodontitis in Older Japanese Adults. J Periodontol. 2007 Sept;78(9):1767-73.

Johannsen A, Rydmark I, Soder B, Asberg M. Gingival inflamtion, increased periodontal pocket depth and elevated interleukin-6 in gingival crevicular fluido f depressed women on long-term sick leave. J Periodontal Res. 2007 Dec;42(6):546-52.

Kahn JP, Rubinow D, Davis C, Kling M, Post R. Salivary cortisol: a pratical method for evaluation of adrenal function. Biol Psychiatry. 1988 Feb 15;23(4):335-49.

Kiecolt-Glaser JK, Page GG, Marucha PT, MacCallum RC, Glaser R. Psychological influences on surgical recovery. Perspectives from psychoneuroimmunology. Am Psychol. 1998 Nov;53(11):1209-18.

King JA, Rosal MC, Ma Y, Reed G, Kelly TA, Stanek EJ 3rd et al. Sequence and seasonal effects of salivary cortisol. Behav Med. 2000 Summer;26(2):67-73.

King SL, Hegadoren KM. Stress Hormones: How Do They Measure Up? Biol Res Nurs. 2002 Oct;4(2):92-103.

Kirschbaum C, Hellhammer DH. Salivary cortisol in psychobiological research: An overview. Neuropsychobiology. 1989;22(3):150-69.

Kirschbaum C, Pirke KM, Hellhammer DH. The trier social stress - a tool for investigating psychobiological stress responses in a laboratory setting. Neuropsychobiology. 1993;28(1-2):76-81.

Kornman KS, Page R, Tonnetti MS. The host response to the microbial challenge in periodontitis: Assembling the players. Periodontol 2000. 1997 June;14:33-53.

Krahwinkel T, Nastali S, Arazak B; Willershausen B. The effect of examination stress conditions on yhe cortisol content of saliva - a study of students from clinical semesters. Eur J Med Res. 2004 May 28;9(5):256-60.

Kudielka BM, Hellhammer DH, Wüst S. Why do we respond so differently? Reviewing determinants of human salivary cortisol responses to challenge. Psychoneuroendocrinology. 2009 Jan;34(1):2-18. Epub 2008 Nov 28.

Lawrence HP. Salivary markers of systemic disease: noninvasive diagnosis of disease and monitoring of general health. J Can Dent Assoc. 2002 Mar;68(3):170-4.

Lazarus RS, Folkman S. Stress, Appraisal and Coping. New York: Springer; 1984.

Lehnert H, Beyer J, Walger P, Murison R, Kirschbaum C, Hellhammer DH. Salivary cortisol in normal men. In Weiner IF, Hellhmmer DH. Frontiers in stress research. Toronto: Huber; 1989. p.392-4.

Leonard BE, Song C. Stress, Depression, and the Role of Cytokines. In: Dantzer R, Wollman EE, Yirmiya R. Cytolines, Stress, and Depression. New York: Kluwer Academic Plenum Publishers; 1999. p.251-65.

Lindhe J, Berglundh T, Liljenberg B. Some effects of periodontal therapy on local and systemic immunological parameters. J Clin Periodontol. 1999 Feb;26(2):91-8.

Lipp HP. Methods for optimizing cytostatic drug therapy. Med Monatsschr Pharm. 1995 Oct;18(10):282-91.

Luft CB, Sanches SO, Mazo GZ, Andrade A. Versão Brasileira da Escala de Estresse Percebido: tradução e validação para idosos. Rev Saúde Pública. 2007 ago;41(4):606-15.

Lupien SJ, Deleon M, De Santi S, Convit A, Tarshishi C, Nair NP et al. Cortisol levels during human aging predict hippocampal atrophy and memory deficits. Nat Neurosci. 1998 May;1(1):69-73.

Malarkey WB, Pearl DK, Demers LM, Lielcolt-Glaser JK, Glaser R. Influence of academic stress and season on 24-hours mean concentrations of ACTH, cortisol and ß-endorphin. Psychoneuroendocrinology. 1995;20(5):499-508.

Marik PE, Zaloga GP. Adrenal insufficiency in the critically ill. Chest. 2002 Nov;122(5):1784-96.

Marques AH, Solis ACO, Lotufo Neto F, Lotufo RFM, Prado EBA. Estresse, depressão, alterações imunológicas e doença periodontal. Rev Psiquiatr Clín. 2001;28(5):266-73.

Marti O, Garcia A, Velles A, Harbuz MS, Armario A. Evidence that a single exposure to adverse stimuli triggers longlasting effects in thehypothalamus-pituitary-adrenal access that consolidate with time. Eur J Neurosci. 2001 Jan;13(1):129-36.

McClelland DC, Ross G, Patel V. The effect of an academic examination on salivary norepinephrine and immunoglobulin levels. J Human Stress. 1985 Summer;11(2):52-9.

McEwen BS. Protective and damaging effects of stress mediators. N Engl J Med. 1998 Jan 15;338(3):171-9.

McEwen BS. Stress and hipocampal plasticity. Annu Rev Neurosci. 1999;22:105-22.

Nardi AE. Comentários do debatedor: escalas de avaliação de ansiedade. Rev Psiquiatr Clín. 1998 nov-dez;25(6):331-3.

Navegantes LC, Resano NM, Migliorini RH, Kettelhut IC. Effect of guanethidine-induced adrenergic blockade on the different proteolytic systems in rat skeletal muscle. Am J Physiol. 1999 Nov;277(5 Pt 1):E883-9.

Ng SK, Keung Leung W. A community study on the relationship between stress, coping, affective dispositions and periodontal attachment loss. Community Dent Oral Epidemiol. 2006 Aug;34(4):252-66.

Nunes SVO, Morimoto AS, Oliveira AP, Trevisan FN, Abreu LG, Onishi LO. Influência do Episódio Depressivo Maior na Manifestação da Pneumonia. Psiquiatr Biol. 1998 jun;6(2):93-8.

Oppermann RV, Alchieri JC, Castro GD. Efeitos do estresse sobre a imunidade e a doença periodontal. Rev Fac Odontol Porto Alegre. 2002 dez;43(2):53-9.

Page RC. The aetiology and pathogenesis of periodontitis. Compend Contin Educ Dent. 2002 May;23(5 Suppl):11-4.

Pani SC, Al Askar AM, Al Mohrij SI, Al Ohali TA. Evaluation of Stress in Final-Year Saudi Dental Students Using Salivary Cortisol as a Biomarker. J Dent Educ. 2011 Mar;75(3):377-84.

Paul S, Ricour C, Sommereyns C, Sorgeloos F, Michiels T. Type I interferon response in the central nervous system. Biochimie. 2007 June-July;89(6-7):770-8. Epub 2007 Feb 24.

Raff H. Salivary cortisol: a useful measurement in the diagnosis of Cushing's syndrome and the evaluation of the hypothalamic-pituitary-adrenal axis. J Clin Endocrinol Metab. 2009 Oct;94(10):3647-55. Epub 2009 July 14.

Reis RS, Hino A, Rodriguez-Añes CR. Perceived Stress Scale: Reliability and Validity Study in Brazil. J Health Psychol. 2010 Jan;15(1):107-14.

Rolim MCC. Estresse em estudantes Pré- vestibulandos [tese]. Campinas: Universidade Estadual de Campinas; 2007.

Rosania AE, Low KG, McCormick CM, Rosania DA. Stress, depression, cortisol, and periodontal disease. J Periodontol. 2009 Feb;80(2):260-6.

Rozlog LA, Kiecolt-Glaser JK, Marucha T, Sheridan JF, Glaser R. Stress and Immunity: implications for viral disease wound healing. J Periodontol. 1999 July;70(7):786-92.

Saba-Chujfi E et al. Hygiene Periodontology Learning Methods in Brazilian Universities. J. Dent Res., v.79, p.555,Apr. 2000,abstr 3294.

Saba-Chujfi E. Cirurgías Plásticas Periodontales y Periimplantarias., p 106-115, 1a. ed, Grupo GEN/Ed Santos, 2009.

Salute A, Pirker-Frühauf H, Linzmayer L, Matejka M. Controlled clinical and psychometric studies on the relation between periodontitis and depressive mood J Clin Periodontol. 2005 Dec;32(12):1219-25.

Sapolsky RM, Armanini M, Packan D, Tombaugh G. Stress and glucocorticoids in agi. Endocrinol Metab Clin North Am. 1987 Dec;16(4):965-80.

Sapolsky RM. Glucocorticoids and hippocampal atrophy in neuropsychiatric disorders. Arch Gen Psychiatry. 2000 Oct;57(10):925-35.

Selye H. The Stress of Life. New York: McGraw-Hill; 1956.

Sephaton SE, Sapolsky RM, Kraemer HC, Spiegel D. Diurnal cortisol rythim as a predictor of breast cancer survival. J Natl Cancer Inst. 2000 June 21;92(12):994-1000.

Sollis ACO, Lotufo RFM, Brunheiro EC, Marques AH, Lotufo-Neto F. Association of periodontal disease to anxiety and depression symptoms, and psychosocial stress factors. J Clin Periodontol. 2004 Aug;31(8):633-8.

Southwick SM, Yehuda R, Wang S. Neuroendocrine alterations in posttraumatic stress disorder. Psychiatric Annals. 1998;28(8):436-45.

Spangler G. Psycological and physiological responses during an exam and their relation to personality characteristics. Psychoneuroendocrinology. 1997 Aug;22(6):423-41.

Stahl F, Dorner G. Responses of salivary cortisol levels to situations. Endokrinologie. 1982 Oct;80(2):158-62.

Steptoe A, Kunz-Ebrecht S, Owen N, Feldman PJ, Willemsen G, Kirschbaum C et al. Socioeconomic status and stress-related biological responses over the working day. Psychosom Med. 2003 May-June;65(3):461-70.

Teeuw WJ, Abhilakh MAV, Hartman M, Ton M, Schuller AA, Verrips GH et al. Periodontal disease and quality of life. Ned Tijdschr Tandheelkd. 2011 Apr;118(4):199-201.

Tsigos C, Chrousos GP. Hypothalamic-pituitary-adrenal axis, neuroendocrine factors and stress. J Psychosom Res. 2002 Oct;53(4):865-71.

Tsigos C, Chrousos GP. Physiology of the hypothalamic-pituitary-adrenal axis in health and dysregulation in psychiatric and autoimmune disorders. Endocrinol Metab Clin North Am. 1994 Sept;23(3):451-66.

Vanderhaeghe L. Stress, aging and cortisol. Total Health. 2001;23(1):34-5.

Vettore MV, Leão ATT, Monteiro da Silva AM, Quintanilha RS, Lamarca GA. The relation of stress and anxiety with chronic periodontitis. J Clin Periodontol. 2003 May;30(5):394-402.

Vining RF, McGinley RA. Transport of steroid from bood to saliva. In: Read GF, Riad-Fahmy D, Walker RF. Radioimmunoassays of steroids in saliva. Cardiff: Alpha Omega; 1984. p.56-63.

Weibel L. Recommandations méthodologiques préables à l'utilisation du cortisol salivaire comme marqueur biologique de stress. Presse Med. 2003 May 24;32(18):845-51.

Wimmer G, Köhldorfer G, Mischak I, Lorenzoni M, Kallus KW. Coping with stress: its influence on periodontal therapy. J Periodontol. 2005 Jan;76(1):90-8.

Wyngaarden JB, Smith LH. Tratado de Medicina Interna. 20a ed. São Paulo: Interamericana; 2001.

ANEXO A - FOLHA DE APROVAÇÃO DO COMITÊ DE ÉTICA

São Leopoldo Mandic
Faculdade de Odontologia
Centro de Pesquisas Odontológicas
Certificado de Cumprimento de Princípios Éticos

C E R T I F I C O que, após analisar o projeto de pesquisa

Título *Associação do Estresse, Cortisol e Doença Periodontal em Estudantes*

Pesquisador principal: Marcela Resende

Orientador: Eduardo Saba Chujfi

Data Avaliação: 13/1/2010   **Nº Protocolo:** 2009/0354

o Comitê de Ética em Pesquisa (CEP) da Faculdade de Odontologia e Centro de Pesquisas Odontológicas São Leopoldo Mandic considerou que o projeto está de acordo com as diretrizes para a proteção do sujeito de pesquisa, estabelecidas pela Resolução n° 196/96, do Conselho Nacional de Saúde, do Ministério da Saúde.

Campinas, SP, Brazil,   **quarta-feira, 13 de janeiro de 2010**

. . . .

CERTIFICATION OF COMPLIANCE WITH ETHICAL PRINCIPLES

I hereby, certify that upon analysis of the Research Project,

Title: Association between Stress, Cortisol and Periodontal Disease in Students

Main Researcher(Author): Marcela Resende

Advisor: Eduardo Saba Chujfi

the Committee of Ethics for Research of São Leopoldo Mandic School of Dentistry and Research Center, has considered the mentioned project to be in accordance to the guidelines of protection to the subject of the research, established by the Regulation number 196/96, from the National Health Council of the Brazilian Health Ministry.

Profa. Dra. Sônia Vieira
Presidente do Comitê de Ética e Pesquisa

0810260

ANEXO B - TERMO DE CONSENTIMENTO LIVRE E ESCLARECIDO

TERMO DE CONSENTIMENTO LIVRE E ESCLARECIDO

Prezado senhor (a)

Você esta sendo convidado a participar de uma pesquisa para avaliar o estresse , problemas gengivais (periodontal) e o hormônio do estresse (cortisol). Para participar da pesquisa você terá que responder a um questionário, fornecer uma amostra de saliva e se submeter a um exame bucal na gengiva .

O tratamento não terá nenhum custo financeiro e será instruído a respeito do seu estado gengival e mostrado como poderá melhorar este problema.

Sua identificação será sigilosa, somente as informações clinicas serão usadas.

Sua participação será muito importante para esta pesquisa , mas você poderá desistir quando quiser durante o trabalho.

Sempre que precisar estarei a disposição para esclarecimentos de dúvidas ; telefone e endereço seguem abaixo:

Fico, desde já, agradecida pela sua cooperação. Atenciosamente.

Dra Marcela Resende CRO-GO 7578

Av. Raulina Fonseca Pascoal ,966

Catalão –GO tel – (64) 3411-6994

PARA SER PREENCHIDO PELO PACIENTE

Declaro que concordo em participar da pesquisa da Dra. Marcela Resende por livre e espontânea vontade, sem qualquer despesa de minha parte, mas sem qualquer tipo de pagamento por esta participação.

NOME

RG

Assinatura: _____

Assinatura do menor: _____

ANEXO C - QUESTIONÁRIO

ID--------------- QUESTIONÁRIO

ESCALA DE ESTRESSE PERCEBIDO (Cohen et al., 1983).

Itens e instruções para aplicação

As questões nesta escala perguntam sobre seus sentimentos e pensamentos durante o último mês. Em cada caso, será pedido para você indicar o quão freqüentemente você tem se sentido de uma determinada maneira .Embora algumas das perguntas sejam similares, há diferenças entre elas e você deve analisar cada uma como uma pergunta separada. A melhor abordagem é responder a cada pergunta razoavelmente rápido. Isto é, não tente contar o número de vezes que você se sentiu de uma maneira particular, mas indique a alternativa que lhe pareça como uma estimativa razoável. Para cada pergunta , escolha as seguintes alternativas:

Neste último mês, com que freqüência ...

1- Você tem ficado triste por causa de algo que aconteceu inesperadamente?

( ) nunca   ( )quase nunca ( ) às vezes ( ) quase sempre ( ) sempre.

2- Você tem se sentido incapaz de controlar as coisas importantes em sua vida?

( ) nunca   ( )quase nunca ( ) às vezes ( ) quase sempre ( ) sempre .

3- Você tem se sentido nervoso e "estressado"?

( ) nunca   ( )quase nunca ( ) às vezes ( ) quase sempre ( ) sempre.

4- Você tem tratado com sucesso dos problemas difíceis da vida?

( ) nunca   ( )quase nunca ( ) às vezes ( ) quase sempre ( ) sempre.

5- Você tem sentido que está lidando bem as mudanças importantes que estão ocorrendo em sua vida?

( ) nunca   ( )quase nunca ( ) às vezes ( ) quase sempre ( ) sempre.

 6- Você tem se sentido confiante na sua habilidade de resolver problemas pessoais?

( ) nunca   ( )quase nunca ( ) às vezes ( ) quase sempre ( ) sempre.

7- Você tem sentido que as coisas estão acontecendo de acordo com a sua vontade?

( ) nunca   ( )quase nunca ( ) às vezes ( ) quase sempre ( ) sempre.

8- Você tem achado que não conseguiria lidar com todas as coisas que você tem que fazer?

( ) nunca   ( )quase nunca ( ) às vezes ( ) quase sempre ( ) sempre.

9- Você tem conseguido controlar as irritações em sua vida?

( ) nunca   ( )quase nunca ( ) às vezes ( ) quase sempre ( ) sempre.

10- Você tem sentido que as coisas estão sob o seu controle?

( ) nunca   ( )quase nunca ( ) às vezes ( ) quase sempre ( ) sempre.

11- Você tem ficado irritado porque as coisas que acontecem estão fora do seu controle?

( ) nunca   ( )quase nunca ( ) às vezes ( ) quase sempre ( ) sempre.

12- Você tem se encontrado pensando sobre as coisas que deve fazer?

( ) nunca   ( )quase nunca ( ) às vezes ( ) quase sempre ( ) sempre.

13- Você tem conseguido controlar a maneira como gasta seu tempo?

( ) nunca   ( )quase nunca ( ) às vezes ( ) quase sempre ( ) sempre.

14- Você tem sentido que as dificuldades se acumulam a ponto de você acreditar que não pode superá-las?

( ) nunca   ( )quase nunca ( ) às vezes ( ) quase sempre ( ) sempre.

OBRIGADA PELAS SUAS REPOSTAS SUA CONTRIBUIÇÃO SERÁ MUITO IMPORTANTE PARA PESQUISA.

ANEXO D - AUTORIZAÇÃO PARA PESQUISA

SECRETARIA DA EDUCAÇÃO | 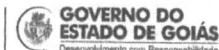 **GOVERNO DO ESTADO DE GOIÁS**
Desenvolvimento com Responsabilidade

Of. nº 041/2009   Catalão-Go, 26 de novembro de 2009.

À
C.P.O. SÃO LEOPOLDO MANDIC.

          Vimos por meio deste autorizar a realização da pesquisa de MARCELA RESENDE - CRO-GO 7578, NESTA Unidade Escolar.

Atenciosamente,

Rosani Aparecida Zilli
Diretora
Portaria nº 4.492/2009

Dra. Marcela Resende
Implantodontista
CRO-7578

CEJA Profª. Alzira de Souza Campos
Rua Ten. Cel. João Cerqueira Netto, nº 370, Mãe de Deus- CEP: 75702-280 - Catalão, Goiás
52068935@seduc.go.gov.br
Fone: (64) 3442-4343

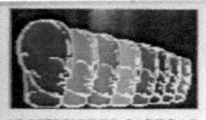

SISTEMA

OBJETIVO

CATALÃO-GOIÁS

*"Deus nos dá pessoas e coisas,
para aprendermos a alegria..."*

AS MELHORES CABEÇAS

Ofício nº. 65/2009

Catalão, 02 de dezembro de 2009.

À

C.P.O. SÃO LEOPOLDO MANDIC.

        Vimos por meio deste autorizar a realização da pesquisa de MARCELA RESENDE – CRO-GO 7578, nesta Unidade Escolar.

Atenciosamente,

Cesomar Costa de Almeida
Diretor Pedagógico
Colégio Objetivo - Catalão

INTEGRAL - Colégio e Pré-Vestibulares Ltda. - C.G.C. (M.F.) nº. 86.804.507/0001-13
COLÉGIO INTEGRAL DE CATALÃO - AUTORIZAÇÃO nº. 068 de 02/02/95
Rua: Wison da Paixão nº. 170 - CEP: 75702-270 - C.P.: 141
Bairro: Nossa Senhora Mãe de Deus - Fone/Fax: (064) 3441-2224 e 3411-1145

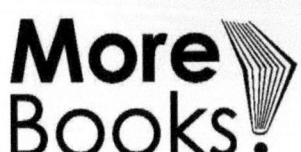
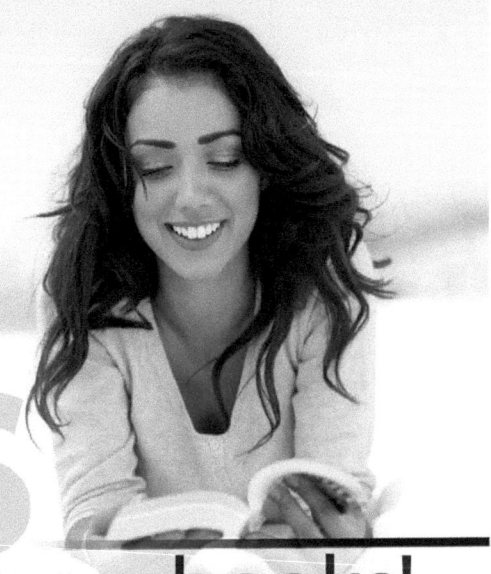 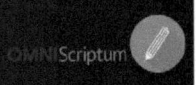

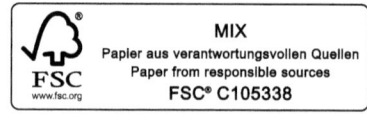